修復關節炎

28天計畫

Die Arthrose Lüge

Warum die meisten Menschen völlig umsonst
leiden - und was Sie dagegen tun können -Mit
dem sensationellen Selbsthilfe-Programm

佩特拉‧布拉赫特醫學博士Dr. med. Petra Bracht
羅蘭‧利伯沙布拉赫特Roland Liebscher-Bracht 著
趙崇任 譯

敬告讀者

本書的內容並不能取代醫師或其他專業醫療人員的意見；假如您想採取本書中所提及的任何建議，請先與您的醫師諮詢。任何與您健康相關的決定全都掌握在您的手中，故作者和出版社接無法對本書資訊中所可能產生的傷害和損失負責。另外，本書中所提及的組織和網站，僅供讀者參考之用。

本書獻給我們的兒子勞爾與朱利安，及其祖母露特·利伯沙。

露特 90 歲的高齡證明了，只要正確運動，便能擺脫關節炎的禁箍，並遠離病痛、行動無阻。

露特 20 年前不顧兒子的反對意見，採納了一名教授的建議，裝了一個人工髖關節，而這名教授同時預估，她在半年後需再裝另一個人工髖關節。

露特在手術後進行了利伯沙與布拉赫特運動，不但穩固了已裝上的人工關節，亦不需要再動另一次人工髖關節置換手術，自此遠離病痛。

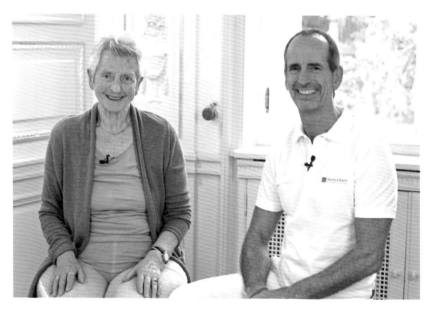

露特·利伯沙與其兒子羅蘭為 Youtube 頻道「疼痛專家」拍攝影片「90 歲依舊健步如飛」。

第 1 章　幫助關節炎患者擺脫痛苦

第 2 章　你該知道的關節炎真相

第 3 章　關節炎的迷思

第 4 章　關節炎與疼痛是怎麼來的？

第 5 章　關節炎常見的五大問題

我們的使命是
協助人們
以協助自己

我們的目標是
使所有人們
遠離病痛並健康生活
且至高齡
依舊行動自如

醫學博士 佩特拉・布拉赫特 與 羅蘭・利伯沙－布拉赫特

第 1 章

幫助關節炎患者
擺脫痛苦

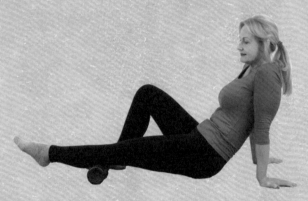

　　本書中所撰寫之內容是依據一則有如偵探小說般緊張的冗長故事，其述說一名對於健康議題求知若渴的女醫師與一名終生對亞洲武術與功夫著迷的機械技工。他們想找出（或再次驗證）所有醫生與人們追求的解答，亦即透過自然的方式擺脫關節疼痛、避免關節磨損，並促使軟骨再生。

　　現在就來概略地了解一下我們背後的故事吧。如此一來，您就能明白我們撰寫此書的動機，以及我們能提供的協助。在閱讀完此書後，您將能以完全不同的角度審視關節炎與關節疼痛問題。

1 歷經 30 年的
研究和臨床經驗

　　我們自 1986 年起便開始著手研究關節疼痛問題，同時研發能夠減緩與消除疼痛的療法。自 2007 年起，我們開始培訓醫師、整骨師、民俗治療師、物理及其他治療師，一切才算走上正軌。

　　2009 年，我們受君特・耀赫（Günter Jauch）之邀錄製其所主持的節目《星電視》（Stern-TV），並將此療法的重要性介紹給大眾。直播節目中，羅蘭對一名受背痛所苦，且久治不癒的患者進行治療，而在先前的《星電視》節目中，羅蘭也治療了一名即使服用強效止痛藥，並嘗試過無數正規醫學療法（針對患部的正規醫學療程與物理治療、手法治療），仍幾乎無法行走的患者。兩者的病況在接受治療後均獲得了改善。在節目播出後，接受過我們培訓的醫師與治療師均獲得了熱烈的詢問，使他們分身乏術。

　　直至此刻，我們才明白有如此多的人們受此病痛所苦，且渴求有效的療法。患者們的熱烈迴響與治療師們的高度培訓需求顯然證明了，過往的正規療法並無法有效地解決關節炎與關節疼痛的問題。

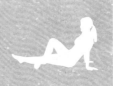

　　至 2017 年，我們教授此療法滿 10 年整，期間培訓了數以千計的各科別醫師、不同專長的民俗治療師、物理治療師及如整骨師等其他類別治療師，並透過他們建立起了涵蓋德國、奧地利與瑞士的醫療網絡。這些醫師與治療師們都對於能夠快速且持久地使病患擺脫關節炎與關節疼痛問題感到相當期待。

正規醫學

　　每當提及「正規的」醫學與療法或「正規醫學觀點」，我們都認為，這些由醫師、民俗治療師、物理治療師、整骨師及其他類別治療師所提出的療法及觀點與我們所研發的利伯沙與布拉赫特運動屬於不同的體系。當然，其中各有想法相似與相斥的擁護者與反對者，但持續爭論只會讓患者治癒的日程遙遙無期。

2 適合所有人的療法

　　儘管如此，現在對我們而言只算是開始，因為仍有許多醫師因無法理解我們療法能夠產生功效的原因，而不願採信。此外，亦有許多患者仍未聽聞過我們的療法，且不知道，這種自然的療法能夠完全取代手術與止痛藥。

　　也因如此，你們手上才能拿到這本書。我們之所以設計了這個顯眼的書名，正是希望能夠獲得挑戰、得到注意，進而使人們對此問題產生警覺。我們希望能讓患者知道，除了正規醫學以外，針對關節炎與關節疼痛還有其他有效的替代方式，也希望讓中年患者知道，日常行動並不需要因關節炎與關節疼痛受到拘束，這也並不是無法改變的命運。每位患者都有權知道，自己大有可能擺脫病痛，並有兩種療法選擇。其一廣為人之，亦即服用止痛藥與進行人工關節置換手術；另一則需要時間與耐心，因為需要規律的訓練與特殊的練習，但這能讓你擺脫羈絆並重獲自由，且不必再為病痛所苦，同時促使軟骨再生（至少在大多數案例中是如此）。

◎ 我們之所以設計了這個顯眼的書名，正是希望能夠獲得挑戰、得到注意。

▶ 我們研發出了一種能夠幫助許多人的療法

　　請閱讀本書，並試著用您患有關節炎的部位進行練習，同時嘗

試遵循飲食建議，以使疼痛情形獲得控制，進而促使軟骨再生。

　　請參考我們的 Youtube 頻道「疼痛專家」，其中包含了 400 部簡易運動的影片，以及針對關節炎與關節疼痛的問與答。多數運動您可以直接照著做，而影片長度均為此目的所設計。

　　快成為利伯沙與布拉赫特運動的一份子，並定期使用我們為協助患者擺脫關節炎與關節疼痛所製作的入口網站，裡頭包含了多種運動項目，例如針對 14 天或 28 天所設計的運動方案、針對常見疼痛問題所系統化制定的解決方案，以及其他訓練計畫。此外，針對所有為關節炎所苦的患者，我們設計了滾動式筋膜按摩，並於本書中附有運動說明，同時在影片中針對不同患部有自左右兩側不同視角的拍攝。羅蘭會在每天的運動影片中陪伴著您，給您鼓勵，直到最後。

　　請諮詢受我們培訓的治療師，他們在治療初期便能夠證明，我們的療法確實能夠協助您擺脫病痛。在往後規律的運動治療中，治療師能為您評估成果，而這對於恢復過程是相當重要的。請參考我們的網站 www.Liebscher-Bracht.com，您可以在裡頭以郵遞區號分類找到距離您最近的合作治療師，以及我們為治療關節疼痛所研發的產品販售點。善用此網站的協助，您便能長時間掌握自己的疼痛情形。此外，許多與我們合作的治療師每週均會開設團體運動班，您也可以視自己的需求加入。

　　我們所做的一切，都是真心希望您能夠擺脫疼痛的束縛，並讓您有更大的機會能夠快速且徹底地終止這不必要的疼痛。

◎ 透過我們的研究，您至高齡仍能毫無病痛且行動自如。

3 如何善用本書

在此，我要先為閱讀本書提供說明。一開始，我們會說明關節炎與關節疼痛的形成原因，及您所能採取的措施，以盡快消除疼痛、減緩磨耗程度，並促使軟骨再生。

基本上，我們認為您應該沒有需要了解治療方法的理論背景，而您若也如此認為，便可直接跳至「利伯沙與布拉赫特運動與滾動式筋膜按摩」章節，直接開始進行運動。

若您欲了解疼痛的形成，及運動與飲食建議能帶來的幫助，則此部分便不可忽略。若您對此療法仍有顧慮，甚至擔心可能會傷及關節，這些理論背景也能夠協助您進行深入了解。當您透過理論了解了此運動的重要性，便能獲得信心，進而願意每天投入 15 分鐘進行練習。您可以在不同章節間進行跳躍式閱讀，例如可先進行運動，再視需求返回前頁了解理論，藉此獲得領悟與動力。

▶ 給患者、醫師、治療師

這本書是寫給所有人的，不僅給非醫學專業人員，也給專治關節炎與關節疼痛的專業醫療人士。因此，我們在書中使用了淺顯易懂的語言。此外，我們明白醫師與治療師已具備專業知識，因此簡化了生物力學與生理學等理論，使一般讀者更容易閱讀。

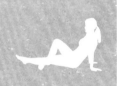

▶ 擁抱嶄新的人生需要耐心

閱讀此書的讀者，無論是專業或非專業醫學人員，我們都建議您不要只讀一次。因為依照我們的經驗，讀者在首次閱讀中往往無法完全領略我們欲表達的意涵。對於非醫學專業人士而言，此議題無非是陌生的；對於或多或少聽聞過或學習過本書內容的醫學專業人士而言，這些內容可能會徹底顛覆數 10 年來的醫學知識與研究。

在此給您一個建議：在您開始閱讀之前，一如中國人所說的，請先將杯中的舊水倒掉。但從本書中所獲得的新知識與信念要請您牢記，並將其於學習過程中儲存於「外部儲存空間」。

若在進行學習後，依舊只能不解地搖搖頭，表示您可能不是在對的時間進行，抑或是您真的無法理解。若是如此，請將已閱讀的內容忘記，並將儲存於「外部儲存空間」的知識與信念回收，再以原本或自認為正確的方式進行運動。話雖如此，在多數情況下，您都能夠與所閱讀的內容產生共鳴，並自然記住，使之隨手可得。

若您已開始對此產生興趣或已被激起鬥志，無非是個好現象。若您是醫學專業人士，便已進入了治療疼痛的新領域，且有資格接受我們的近一步的培訓；若您是非醫學專業人士，便可立刻開始我們所規劃的運動，且持續為之，進而擺脫疼痛。

◎ 請您按部就班進行，並盡可能地拉長運動時間，以使新動作發揮作用。

▶ 只推薦給您我們自己也每天做的運動

　　我們在此對所有讀者有一個要求：本書中所有的內容都是依據我們的知識與良知完成的，我們不但自己也進行此運動，更對這些內容深信不疑。然而，我們也並非無所不知，若實際情形與與書中所述之內容不符，請來信告知我們，並請見諒。如果可以，我們會在下一個版本中進行修正，先在此向您說聲感謝。

　　我們在此預祝您一切順利，不僅對於閱讀，也對於運動與營養的規劃及進行。唯有依照我們所給予的建議，才能使一切獲得改善。

　　最後，我們誠心希望您能有個毫無疼痛且健康無礙的長遠人生，並能夠擺脫關節炎、行動自如。

第 **2** 章

你該知道的關節炎真相

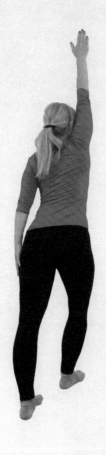

　　關節炎與關節疼痛不只存在於我們國家，而是全世界。現在，我們有一個令人興奮的好消息要向您宣布，亦即我們找到解決此問題的方法了。先別急著問我們要如何做到，畢竟我們的研發過程歷時逾 30 年。在本書中，我們會向您詳細地解說，以讓您明白，自己有能力擺脫關節炎與關節疼痛的惱人問題。若您幸運地尚未有此困擾，可能是您還年輕或有良好的習慣，如此一來，您可以從此書中學習避免未來陷入此泥沼的秘訣。畢竟預防總是勝於治療。

　　現在就讓我們先來了解，到底什麼是關節炎。在此章節中將講述的是對於關節炎與關節疼痛的常見認知，並概述其普遍情形，以及正規醫學所採取無顯著成效的治療方式。對於正規醫學被我們認為是錯誤治療方式的原因，我們會在書中提供說明。

1 關節疼痛的錯誤事實

　　關節炎當然是存在的，那是不同關節間軟骨磨耗所產生的問題。這不是假象，而是事實。只是，使患者受苦的到底是什麼？是被磨耗的軟骨，還是所感受到的疼痛感？

　　我們接下來要說的，可能與大部分人所想的不同。許多人認為，自己之所以感受到疼痛，是因為有關節炎。不只患者，連醫學專業人士，如醫師、物理治療師與民俗治療師都如此認為。然而，這並不正確，我們因此將其稱為「百年來的醫學錯誤」。稱其為「錯誤」恐怕不足以喚醒眾人，所以我們決定選用一個更強烈、更具挑戰性的詞——「謊言」。

◎ 當今對關節炎與關節疼痛的事實陳述是百年來的醫學錯誤

▶ 誰是說謊者？

　　你可能會想知道，那麼是誰在說謊。因為有傷害就有加害人。對我們而言，散佈謊言的「加害人」為數眾多，或許有數百萬人至數十億人之多，而這些人都相信關節炎會產生疼痛。然而，這些人並不知道自己散佈的是不實的謊言，這是他們的無心之過。

　　那麼謊言是如何傳播的？最大的問題就是保持安逸，且不去質疑便將其視為事實，同時忽略不同指出的跡象，而這些觀點自然會

被置入不同醫學或治療專業領域的教材中。如此一來，受此訓練的學習者自然會將教材內化，並在數年或數 10 年間以當初被教授的方式進行工作。至於不曾質疑關節炎會產生疼痛的患者，自然是因為他們從別的地方讀過或聽聞過此說法。而不曾患有關節炎或關節疼痛問題的人，則是自小便從父母輩與祖父母輩聽聞過「關節炎疼痛」的說法。因此，這套說法才會不斷流傳，把今日的事實翻轉成明日謊言。

▶ 正規醫學對關節炎的解釋看似合理

以下對關於節炎的解釋看起來似乎非常合理：年輕時不但關節沒有問題，軟骨也運作自如。然而，隨著關節使用次數的累積，軟骨也隨之受到磨損與退化，進而產生裂縫與磨損。這個過程持續越久，患者所感受到的疼痛便越強烈。為了不使患者受苦，市面上出現了各式各樣的止痛藥。然而，止痛藥並無法促使軟骨再生或減緩磨耗，以至於患者遲早（最晚在骨頭相摩擦時）須接受人工關節置換手術。感謝上帝，至少期間還有高科技研發的關節問世，患者能夠藉其重回正常的生活，甚至獲得更好的生活品質。因為這些人工關節都是以相當堅硬的材質所製成（例如金屬與陶瓷），便不再會有磨耗的問題。

再強調一次，這是一般正規醫學對於關節炎與關節疼痛的處置方式。

　　以正規醫學的角度來看，患者的運氣或許在成長過程中有些不同，但最終的命運毋庸置疑是一樣的。隨著年紀的增長，我們因關節炎與關節疼痛所受的苦會日益增加，至少事實證明了這點。

　　然而，為什麼有些人明明有軟骨磨損的問題，卻能毫無疼痛的過完一生？而有些人的軟骨明明完好如初，卻會感到疼痛？這是一個正規醫學至今尚未解開的謎題，而我們在經歷 30 年的研究後找到了解答。

2 關節炎不是絕症

　　我們將正規醫學對於關節炎的觀點描述視為「錯誤的事實」。或許不該說是我們如此認為，而是事實便是如此。我們歷經了 30 年的研究與研發，並以此療法治療了數以千計的患者，而這不僅是我們的心得，也是我們每日見證的事實。期間，我們也藉此經驗培訓了數以千計的醫師、整骨師、民俗治療師、物理及其他治療師。

　　邏輯直接了當：只要有成效的療法就是對的。只是「有成效」的定義是什麼？很簡單，就是終止疼痛、戰勝關節炎。更有甚者，我們還將軟骨一步步地重建了起來，並長期下來改變了關節結構。

　　為了患者著想，我們在本書中針對正規醫學所提出的各種觀點提出質疑，並著重於關節炎的疼痛及其不可治癒性，同時以我們已導入實務的新研究成果取而代之。這意味著，在大部分案例中的患者都能夠擺脫疼痛，並終止軟骨磨耗，使之不再繼續惡化，並有很大的機會能使軟骨與關節結構再生與修復。

　　在我們開始向您解釋關節炎及其疼痛問題前，先讓我們來了解幾個關於關節炎的事實。

3 從數據看關節炎患病率

　　關節炎被視為是成年人中最常見的關節疾病。羅伯・柯霍研究中心自 2008 年至 2011 年為「德國成年人健康研究」（DEGSI）搜集了相當完整的健康數據，其中有 20.3% 介於 18 至 79 歲的民眾經醫師確認患有關節炎，相當於高達約 1240 萬人。此外，女性的患病率為 22.3%，亦即約 690 萬人，遠高於男性的 18.1%（約 550 萬人）。別忘了，還有很多潛在的案例未被發掘。根據估計，患有關節炎的人口數有 3500 萬人，亦即可能有錯誤判斷或輕微的疼痛未被正視。

　　然而，不同性別間有一個共通點，亦即患病率隨著年齡呈現正成長。18 至 29 歲的女性罹患關節炎的比例為 1.6%，而 70 至 79 歲卻有 49.9%，至於同樣年齡的男性患病率則自 1.8% 增加至 33.3%。

　　德國在 2004 年便為人民的關節炎問題付出了 67 億歐元，其中 96% 的患者逾 45 歲，而有 2/3 的患者逾 65 歲。問題主要好發於膝關節，其次為髖關節，但置換人工關節的比例卻相反。自 2003 至 2009 年間，有約 138 萬人動過髖關節手術，而動膝關節手術的則有約 101 萬人。若將總居住人口納入考量，全世界大概很難有其他國家置換人工關節的人數能夠超越德國。英國醫學期刊《刺胳針》（The Lancet）甚至將人工髖關節置換手術稱為「本世紀代表手術」。

髖關節炎與膝關節炎亦是民眾最常進出復健機構的原因。依據威斯巴登邦政府所提供的數據，2011 年有約 20 萬 6 千名確診病患於復健機構中超過 100 張的病床進行治療，占了總病患人數 160 萬的 13%，而髖關節炎與膝關節炎的平均確診年齡為 68 歲。

▶ 好發於哪些關節部位？

　　原則上來說，所有關節都有可能患上關節炎，舉凡手指、手腕、手肘、肩膀、脊椎、骶骼關節、髖關節、膝蓋、腳踝、腳指，其中好發於髖關節、膝蓋、手腕與肩膀。若患者的患部同時位於不同關節，則被稱為多關節炎或多發性關節炎。「德國成年人健康研究」（DEGSI）結果顯示，過半數的關節炎患者患部位於膝蓋，而約 1/4 的患者患部位於髖關節。至於患部位於指關節的患者人數，女性（36.6%）則明顯多於男性（15.7%）。除此之外，有過半的關節炎患者在其他不特定的關節部位亦患有關節炎。

　　關節炎又分成兩種類型，第一類為軟骨退化，屬於自然的生理特性；第二類則是因過度負重、關節錯位、基因遺傳、發炎反應與代謝異常所導致。此外，年齡、體重與運動多寡又被視為會產生額外影響的危險因子。

4 正規醫學減緩疼痛的方式

　　由於關節炎被正規醫學視為不可治癒之疾病，對其治療便主要
著重於減痛，使其不影響關節活動。

　　對於止痛，最直接的方式便是服用同時具有抗發炎作用的一般
止痛藥（如乙醯氨酚）、非類固醇消炎止痛藥（如布洛芬），或鴉
片類止痛藥（如可待因與嗎啡）。

　　為保護軟骨，有時會透過關節鏡手術注射玻尿酸，以潤滑軟骨
或進行軟骨組織移植；而為減緩軟骨磨耗，有時會口服玻尿酸與胺
基葡萄糖。於「多重模式治療」中，還包含了如針灸等經皮神經電
刺激療法、運動練習，以及行為治療。

　　依據德國醫師協會中的藥物委員會所稱，至目前為至只有止痛
藥的功效經臨床證實有效，卻也僅止於緩解症狀，而不是根除病
源。此外，一份發表於 2017 年的整合分析顯示，止痛藥的作用幾乎
等同於安慰劑，甚至有部分結果顯示，後者的成效更加顯著。

　　由於此療法並無顯著作用，患者終將須把關節（尤其是膝關節
與髖關節）置換成人工關節。單在德國有超過 300 萬名患者接受過
人工關節置換手術，而每年更換單人工膝關節的次數高達 15 萬次，
其中有 6.5% 的患者是在首次手術的兩年後進行第 2 次手術；而更
換人工髖關節的次數有 20 萬次；更換人工肩關節則有 1 萬 2 千次。

▶ 艱辛的過程

　　回頭看看關節炎的患病人數與正規醫學的治療方法，不僅讓人感嘆，好像我們必須認命，接受關節炎與關節疼痛就是人生中的一部分、好像隨著年紀增長，必然會患上關節炎與關節疼痛，並使行動受限。如果我們夠幸運，便「只需要」服用止痛藥，否則只能選擇接受一個「嶄新的關節」了。

　　話雖如此，我們在先前已經說過，這是一個錯誤的事實。我們都已經知道，這是一個天大的錯誤、一個百年來的醫學錯誤、一個謊言，而這些陳述都與實情不符。

　　許多跡象都指出，正規醫學對於關節炎形成之解釋及其治療成效都是無稽之談，詳情我們會在下一個章節中說明。

◎ 正規醫學證明，其無法解決關節炎問題。

第 **3** 章

關節炎的迷思

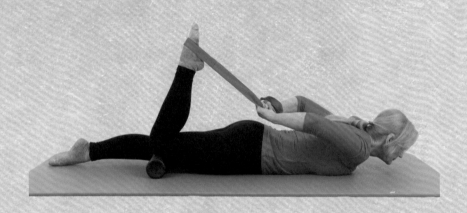

　　我們將在此章節中為您說明，必須批判性看待正規醫學對於關節炎與關節疼痛所呈現「事實」的理由。即使您不是醫師或治療師，亦有權利對自己所採取的治療方式提出質疑。

　　我們將質疑並檢視正規醫學至今到底忽略並欠缺思考了什麼。我們意在讓身為非專業醫療人員的你們能夠在此方面更勝專業人員，因為你們（和當初身為門外漢的羅蘭一樣）能夠較客觀且無偏見地接觸此議題。那麼就祝你們一切順利了。

1 關節的使用與耗損

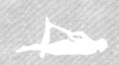

大多數的人們（可惜包括醫師與治療師在內）皆認為，隨著年紀增長，罹患關節炎是很正常的，而每個人均能舉出父母與祖父母輩的案例為證。以汽車為例，每個人都知道輪軸軸承在汽車跑了數千公里後，遲早會有需被更換的一天。由此可見，祖父母罹患關節炎是很正常的。人們會把汽車開進維修廠，請專業技工為他們換上一個新的輪軸軸承，之後汽車便能再次運作。

▶ 中年就得更換人工關節？

正因如此，患者才會有需要置換人工髖關節與人工膝關節的想法。他們認為，自己會獲得一個原廠零件，甚至一個比原廠更好的改裝零件，因為這些零件都是以高價且耐用的金屬或陶瓷所製成的。當然，也有患者只是想盡快替換掉已磨損的舊關節而已。這個說法是有理論支持的，而這些人認為，至 60 歲便因疼痛情況增加而需更換「新的關節」是很正常的，因為人類原本沒有被「設計」成要活那麼久。以前的人並不需要人工關節，他們甚至也不會罹患關節炎，因為他們沒能活那麼久。在此給您一句格言：人們當今越活越久，因此必須改變自然結構，以擁抱美好的老年人生。

▶ 廢零件與活細胞之間的差異

在此要請您思考，拿人類與汽車做比較是否恰當。人類與汽車間的根本差異是什麼？沒錯，汽車是以金屬零件與人工零件組成的，而這些零件是沒有生命的。相反的，我們人類是以 90 兆個細胞所組成的，而這些細胞可以永久再生。至目前為止的研究指出，每過一年，我們身上 90% 的細胞便會「翻新」一次。10 年前，有許多人認為這個過程需耗時 7 年，甚至還有人認為（至今仍有人如此），有些細胞組織是永遠不可再生的，例如關節軟骨。然而，在過去數年間，已有研究透過更仔細的實驗過程與更精良的設備修正了這些至今的錯誤，而許多曾被認為是不可能的事，也都被證明是可能的，例如幹細胞研究。對於軟骨再生更具體的可能性說明，請見之後的章節「耗損的軟骨能夠再生嗎？」。

▶ 活動是重建關節而不是磨損關節

從各項研究看來，活動被視為是對關節的負擔與使用，只會引發關節炎。有人曾在此議題上以動物做實驗，而結果顯示，額外負重與運動的動物關節軟骨確實對比正常運動的動物關節軟骨有更多的傷害。由此推斷，慢跑這項運動應是對關節不利的。然而，對於那些需要經常使用關節的從業人員而言，他們罹患關節炎的機率事實上並不會較一般人高。這項研究結果推翻了關於關節磨耗的相關說法。別驚訝的太早，因為我們還沒告訴你，運動這類的負擔對於關節而言是相當重要的，因為它能對關節軟骨產生益處。這點就與汽車輪軸軸承的情形不同，因為軸承就算不使用，也不會對汽車產生益處。

有許多人就算平常不運動，只是整天坐在椅子上，還是有關節炎與關節疼痛的問題。反觀這些人的關節使用頻率少得可憐，對於

避免關節炎卻毫無幫助。

◎ 運動對於關節健康很重要，它對關節軟骨有益。

▶ 細胞死亡會是預設的嗎？

您現在或許想說，細胞無法永生，它們終將一死，因此無法使軟骨再生。或許您聽過「端粒老化理論」，端粒為一序列、一位於染色體末端的結構，其位於細胞內部，並包含了基因。此理論聲稱，當細胞中之端粒結構縮短至特定長度後，細胞便會停止生長且死亡。基於此觀點，人們將細胞的死亡視為一種預設現象。

若此理論為真，所有人都不會倖免。然而，我們都看過許多老人家，即使年事已高，卻有健康的關節，絲毫沒有關節磨損的問題。若這些人是例外，則細胞死亡預設在 5、60 歲，並會因此導致關節炎便有可議之處。

此外，早在數年前便有方法能夠阻止端粒結構「縮短」，甚至還能使其增長。此外，我們理論上是能延長此細胞生命週期的。

您現在應該感到相當好奇，到底該怎麼做吧？我們有引起您的好奇心了嗎？詳詳細資訊請見章節「從心理著手對抗關節炎與關節疼痛」。您應該感到高興，因為包含您在內的所有人並沒有必要期待例外發生在自己身上。

◎ 關節磨損不是因老化所導致的自然現象。

2 基因如何對關節炎產生影響？

　　當理論缺乏說明，人們往往會把問題推給基因，這因此成為了家族問題。若結果恰巧符合論點，便提供了證明；若否，所有人便會逃之夭夭，且把責任撇得一乾二淨。家人罹患關節炎的可能性有許多種，例如父母與子女皆受關節炎所苦、雙胞胎皆患有關節炎、父母較子女更有可能罹患關節炎，或是雙胞胎中只有一人患有關節炎，另一人卻安然無恙。這些說法好像不全然正確，但到底哪裡出了問題？

▶ 表觀遺傳學能改變基因的「力量」

　　表觀遺傳學研究提供了相當明確的論述。此尚屬新的研究領域，且源自於基因研究。隨著兩千年的基因解密工作告了一個段落，研究人員的任務也算完成了，而人們因此認為，要預測或阻止疾病的發生是有可能的，只是尚有努力空間。其中最知名的案例是一名知名女演員，其進行了雙邊乳房的預防性切除手術，以避開母親的乳癌基因遺傳風險。然而，她若知道所有的乳癌患者中，只有5% 至 10% 的比例是由於基因遺傳，或許會做出不同的決定。

　　表觀遺傳學領域也進行過兩者間關聯的研究。2009 年的諾貝爾醫學獎頒給了一項對於心理壓力會對表觀遺傳學產生負面基因影響

與改變的發現，這意味著我們擁有了可能能夠開啟或關閉基因的技術，能夠藉此控制可能會導致疾病的基因與增進能夠促進健康的基因。我們當然應該關閉可能會導致疾病的基因，並增進能夠促進健康的基因。然而，很多人卻在不知不覺中做了相反的事。

▶ 表觀遺傳學的影響，以蜜蜂為例。

我們在這裡以蜜蜂作為一個動物研究案例。您或許知道，女王蜂與工蜂的基因並無誤不同。工蜂在夏季僅能存活 40 天，而在冬季能存活 6 個月。唯因女王蜂能持續獲得富有高營養價值的蜂王漿，其平均壽命比工蜂長了約 4～6 年。由此看來，營養攝取對於基因的影響竟是女王蜂與工蜂之間巨大差異的關鍵。

或許您現在會想知道，如何能夠關閉可能會導致疾病的基因，並增進能夠促進健康的基因，但我們想賣個關子，之後再告訴您。話說回頭，蜜蜂的案例套用在人類身上合適嗎？對此，你可以在章節「從心理著手對抗關節炎與關節疼痛」中找到答案。

我們在這裡先做個結論：若錯誤地利用表觀遺傳學的影響力，基因真有可能是造成關節炎的原因，但只要利用得當，便無需擔心。由此可知，基因（對於關節炎）的影響並不如我們當今所認為的大。或許在關節炎患者的其他家人中，有人也有同樣的問題，但這並不是常態。

◎ 正向的營養攝取能夠激發正向的基因。

3 體重會影響
關節炎嗎？

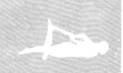

　　體重過重往往被視為是造成髖關節炎與膝關節炎的合理因素，但若進一步想，腦海中便會浮現諸多例外。許多體重過重的人都沒有關節炎與關節疼痛的問題，而這些人多數都能行動自如，甚至少數人還能做瑜伽或練體操，這都得歸功於天生的彈性筋膜。所以，只有體重過重且筋膜僵硬的人會常受關節炎與關節疼痛所苦，至於詳情我們稍後會向您解釋。

　　還有另一實例能夠指出，體重過重對於關節炎的影響並不顯著。最常見的關節炎問題是髖關節炎、膝關節炎、肩關節炎與指關節炎。說句玩笑話，人類若和動物一樣用 4 隻腳走路，體重過重才可能會產生影響，因為我們在電腦鍵盤上打字靠的並不是身體的重量，罹患關節炎的部位卻時常會是指關節與肩關節，這同時也推翻了體重影響論。

▶ 承擔體重的關節較不常患關節炎

　　另一項能夠指出此觀點錯誤的實例是，足踝關節炎較膝關節炎與髖關節炎不常見。然而，足踝關節應承擔較大部分的體重，所受傷害的機率本應較膝關節與髖關節大才是。事實上，足關節所受的傷害多半是因外力所造成的脫臼與軟骨損傷。扣除這些案例，真正的足踝關節炎案例實在是少之又少，所以體重在此問題上所產生的

影響實在不值得一提。

　　話雖如此，數據確實顯示了，體重過重或患有肥胖症的人罹患關節炎的機率近乎是一般人的 2 倍。因此肯定有一個因體重過重伴隨而來的因數，而那就是運動習慣。對此，我們會在之後進行討論。

◎ 體重對於關節炎的影響並不顯著。

4 年紀是關節炎最大的敵人嗎？

對於一項正規醫學針對關節炎的說明，多數人或許都會同意，亦即年齡是罹患關節炎的重要影響因子。甚至有許多人認為，只要活得夠久，每個人都可能會罹患關節炎。

這個觀點乍看之下並沒有問題，而我們先前也的確看到了數據。年輕人罹患關節炎確實不常見，但年齡因此就是罹患關節炎的決定性因素嗎？

▶ 所謂的老年疾病

為了能夠更確實地回答這個問題，我們要請您換個視角。每個人都聽過老年疾病這個概念，例如第二型糖尿病（或稱老年糖尿病）。之所以取這個名稱，便是因為從前罹患糖尿病僅與年齡有關，但當今有許多孩童與青少年亦為此類型糖尿病的患者。由此可證，年齡並不是罹患老年糖尿病的原因。

人們總會做一些對自己身體有害的事，直到身體某一天再也承受不住為止。從前的人們罹患第二類型糖尿病的年紀往往較大，當今的人們則因行為模式的改變，導致患病年齡大幅提前。有鑑於此，我們發現當今的人們往往攝取了過多的糖分，並對胰臟與肝臟產生了負荷，使之逐漸受到傷害，最後甚至可能導致死亡。

若身體在老年出現問題，其往往不會（或不可能）是年齡所致。換句話說，疾病問題是身體所承受之傷害日積月累所造成。生活習慣對於身體健康的影響可能自青少年或孩童時期便開始產生影響，因此有部分疾病的患病年齡已逐漸提前。

人們對糖類的攝取量在過去 50 年間翻了 3 倍，而孩童的糖類攝取量尤其過多。或許不久以後，「老年糖尿病」這個詞就會從我們的生活中消失也不一定。

▶「老年疾病」不是老年人的專利

如此一來，我們到底該著重於關節炎的哪一個層面？很簡單，我們需找出除了年齡以外更有可能導致關節炎的影響因素。隨後在此書中，我們會帶領您對不同的可能因素進行分析。

然而，我們先前已對年齡是罹患關節炎的關鍵的說法提出了質疑，畢竟例外的數量實在太多，而我們也的確看過許多老人家並沒有關節炎與關節疼痛的問題。此外，這些人之中有許多人終生從事體育老師之類的體力耗費工作，但膝蓋卻毫無損傷。相反的，有許多年輕人在 25 歲左右就換了人工關節。這是一個很有趣的議題，我們之後會再回來進行討論。

對於條件與病因的混淆

依據我們的經驗，人們常會透過正規醫學與自然療法對疾病進行錯誤的解讀，並誤將患者患病當下的條件解讀為病因。

例如，人們將關節炎歸納為與之同時產生的疼痛原因；將椎間盤突出歸納為與之同時發生的疼痛原因；將鈣鹽沉積納為與之同時發生的疼痛原因。還有一個範例：一名成年人於孩童時期經歷了嚴重的心理創傷，此於40年後仍存在的心理壓力被視為是造成其背痛的原因。在發現腦中的神經細胞會產生改變後，人們稱其為疼痛記憶，並認為其為導致所有可能同時產生疼痛之原因，亦即慢性症狀。

若不仔細檢視其中的關連，此表面現象便看似為事實。一旦以批判性的角度檢視，並集結所有客觀現象進行分析，此看似為事實的現象便成了誤解，而建立於其上的觀點也因此分崩離析。

我們之所以對自己的觀點感到自信，便是因為能夠解決患者的關節炎、椎間盤突出、鈣鹽沉積、心理創傷與疼痛記憶問題。想知道我們是如何做得到嗎？繼續讀下去就對了。

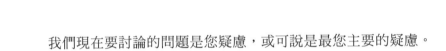

5 關節炎
真的會痛嗎？

　　我們現在要討論的問題是您疑慮，或可說是最您主要的疑慮。然而這並不只關乎您，也關乎於醫師、民俗治療師與物理治療師。

　　每個人都認為關節炎會導致疼痛。您或許認為自己的關節出了問題，而關節出問題當然會導致疼痛，但真的是這樣嗎？

　　很多人都無法相信這種說法是錯的，甚至還是一個百年來的錯誤與謊言。您可能也對於這種說法感到難以置信，甚至和其他人一樣對此感到疑惑，因為你能觀察自己的身體、感受自己的身體。您或許患有關節炎，並確實感受到疼痛。然而，我們還是得對此再度強調：不，關節炎不會痛！你一定認為我們在開玩笑，對吧？

　　我們必須在此澄清，我們知道您確實感受到疼痛，並深受其苦。我們要釐清的是，您所感受到的疼痛到底是源自於關節炎，抑或是其他您尚不了解的原因。這與您身處的環境無關，因為連許多專業醫療人員都不明白，包括疼痛科教授、優秀的醫師、經驗豐富的整骨師或其他不同專業領域的治療師。然而，這與智力或能力無關。問題在於，這些人都接受了同一體系的訓練，並對其深信不疑。這些對關節炎與關節疼痛經驗豐富的專業醫學人士沒有意識到，他們所仰賴的醫學世界觀並非全然無誤，而許多研究也確實無法證明關節炎病情與疼痛程度間的關聯，對此讓我們繼續深入討論。

◎許多關節炎的案例確診是出於意外，但患者卻一點疼痛也沒有。

▶ 無痛關節炎

在諸多患者中，有些人是意外發現自己有關節炎的，甚至還有人是在老年時期才確診。這些人一點疼痛也沒有，並以髖關節炎為大宗，至於發生在脊椎或其他關節亦屬常見。曾有一針對相關疼痛議題的美國研究，過程中，那些心懷疑慮的調查人員隨意在街上攔截路人，問他們是否有背痛的問題，若路人說沒有，調查人員便請他們參與研究，並為他們的椎間盤提供檢查。結果顯示，其中有相當可觀數量的人有椎間盤突出的問題，卻一點疼痛也沒有。

這與我們針對關節炎所進行的研究經驗相同。軟骨磨損及椎間盤突出與疼痛間的關聯並不大，因為關節軟骨與椎間盤都沒有受器能夠使您察覺疼痛。軟骨磨損之所以會產生疼痛的原因是一連串的後續反應過程。一般認為，軟骨磨損會導致滑液膜發炎，進而產生疼痛。

然而，我們並不同意這種說法，因為我們能使這種疼痛感在數分鐘之內消失，所以排除了因發炎所致的可能性。發炎反應是不可能透過手法治療在數分鐘之內消除的。

同樣的錯誤亦反映在椎間盤問題上。人們認為之所以會感到疼痛，是因為突出的椎間盤或因意外擠壓出的軟骨組織壓迫到神經所致，但根據我們的經驗，這種說法亦不正確，因為我們同樣能透過反覆的急診治療將其排除。當然，因意外而將軟骨組織擠壓出來的事實在短時間內是無法產生改變的。此外，亦有部分受我們培訓的外科醫師開始質疑軟骨組織能壓住手指粗的神經並導致疼痛產生的可能性。

相反地，有需多患者在身上多處的關節感到疼痛，經診療後卻沒有發現任何異狀，但疼痛感卻相當強烈與持久，幾乎成了慢性病症。對此，正規醫學並無法提出任何合理的原因解釋。

　　由於無法對受疼痛所苦的患者提出有根據的說詞，便產生了數套勉強的解釋，以至於患者無論至何處求診，獲得的說法往往都是他們的身體無恙。他們的骨頭結構透過 X 光看來正常，血流也沒有異樣，總而言之就是身體相當健康。其中甚至有人還被告知，都是自己在妄想，或是心理因素所致，應去接受相對應的心理治療。這對當事人而言宛如惡夢一場，因為他們確實受疼痛所苦，完全沒有被認真看待。

▶ 柔軟組織風濕症、纖維肌痛症候群，與慢性化的發明

　　我們要在此說明「柔軟組織風濕症」與「纖維肌痛症候群」的症狀。柔軟組織風濕症意味著肌肉組織疼痛，被歸類成風濕性關節炎的一種，只是這種疼痛並無法透過發炎指數獲得證實。柔軟組織風濕症的產生原因如先前所說的尚未獲得證實，且仍被認為無法治癒，唯一的療法便是服用消炎藥與止痛藥。

　　接下來要討論的是疼痛記憶理論。依此理論，原本的身體疼痛會在被治癒後轉移。然因腦部已「學習」並改變了疼痛感，其便會

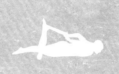

毫無來由地發作。人們稱其為慢性化，唯有服用如鴉片類的強力止痛藥才能消除疼痛感，而持續服用強力止痛藥能達到麻痹的效果。

▶ 最後永遠是心理問題

為說明這無法解釋的病況，人們會將其歸為心理因素所致，其中包含了骨科醫師、外科醫師、麻醉科醫師、物理治療師與心理治療師……等。雖然這就是現在對於關節炎與與關節磨損問題的主要解釋之一，我們都知道，其對於病情毫無幫助，因為患者需服用最強效的止痛藥，並參加團體治療，以學習與鴉片類止痛藥共生。

孟克的《吶喊》在現實生活中反應的是人們因感受到疼痛而去就診的心情，就像是人們看到結痂的傷口便去看醫生，卻不知道結痂的傷口從何而來、如何形成，或意味著什麼。

對此，人們想出了一套合理的解釋：感受到疼痛的患者就是有疼痛問題。因此，市面上出現了無數多種的止痛藥，但導致疼痛的問題仍舊沒有獲得解決。

◎ 正規醫學對於疼痛的解釋只觸及了表面，我們則用運了長年的實務經驗。

6 我們最大的優勢是 實務經驗

　　此數年來的理論對我們而言可說是毫無重要性，但我們研究的初衷並不是要推翻或改善正規醫學對於疼痛的看法，亦不是要質疑對關節炎的主流觀點。我們起初只是想在羅蘭的中國武術（詠春與氣功）與健康教室中嘗試透過訓練減緩疼痛的成效，之後便進一步研發出了一套療法與利伯沙與布拉赫特筋膜瑜伽。

　　我們當時試圖釐清尚不了解的生理問題，再透過手法治療累積經驗，並藉由筋膜研究的發現與腦部研究進一步補全我們的理論。

▶ 我們的療法確實有用，只是需要解釋

　　我們的療法達到了最高的境界，亦即產生成效，同時還能反覆實施，不用遞增也不必遞減。我們努力使整骨療法逐漸完善，並為此研發出了一種手法治療，可施作於在急診疼痛治療中的患部。我們之後不斷地進行改善並試圖提出解釋，使其成效更加顯著。然而，正規醫學對於疼痛的研究改正可就麻煩多了，因為必須得先制定理論研究方法，這卻可能與實務脫節。當然，這也可能是因為他們明白，根本沒有能夠有效解除疼痛及其症狀的方法存在。就是因為這些人完全不懂得透過自然的方法緩解疼痛，才會得不到結果並感到無助，進而因想透過千方百計抑制疼痛而弄巧成拙。

▶ 治療超過九千名疼痛患者

若您欲了解研究相關之證明，我們可以告訴您，自療法培訓開始以來的所有參加者成果，例如醫師、民俗治療師與物理治療師等，我們皆有做詳細的紀錄，並同時對 9360 個疼痛個案的歷程進行了後續追蹤（截至 2017.6.25）。其中 1/3 的患者已被確診罹患關節炎，而依據我們培訓的治療師所述，其中 7374 名患者已被完全治癒，而 1577 名患者的疼痛程度亦被降低了至少 70%，更僅有 409 名患者獲得的改善不顯著，其占比約 4.5%。此結果與我們過往於疼痛患者身上的研究經驗相符，因此才有自信能夠為多數患者提供協助。

在我們進行培訓的過程中，一開始最令我們感到訝異的是，竟然有如此多的醫師與治療師（其中有許多人都是疼痛治療專業）本身就有關節疼痛的問題。真要說起來也不意外，因為他們透過正統醫學療法也無法治癒關節炎與關節疼痛的患者。

* * *

這個章節還沒有結束。您已經看到，對於許多人來說，關節炎與關節疼痛根本與他們無關，而這對於以開放胸襟理解並批判思考此百年錯誤（關節炎的謊言）而言是相當好的開始。

我們將在下一個章節向您解釋關節炎與關節疼痛的形成，並具

邏輯且完善地說明此兩同時產生之現象與錯誤關聯。

您已可以開始進行期待，因為我們對於疼痛的解釋與解決方式不僅能夠解決您的關節炎與關節疼痛問題，還可能促使軟骨再生。

只要感覺身體無恙，要獲得健康、快樂與成功便易如反掌。何況改善此症狀與年齡及身體狀況並無關聯，永遠都是可能的。還不相信嗎？坐而言不如起而行，這本書就是給您的機會。裡頭所述之方法已經歷過數千遍的測試，絕對經得起檢驗。

我們所提出之動機與基礎是生物基因功能知識，也同樣適合您。即使您的症狀嚴重，甚至早已放棄獲得治癒的希望，要徹底擺脫疼痛或至少減輕症狀仍是有可能的。

您有兩個選擇，選項一是和那些沒讀過這本書的人過著同樣的生活，而你的生活因此會與他們大部分的人相似，疼痛會在人生下半場更加頻繁，而關節磨損也會更嚴重、症狀會加劇，只得增加服用止痛藥的數量，而最後必須接受人工關節置換手術，但生活只會更加艱辛；選項二是遵循我們的建議，規律地進行運動，同時改善所吸收的營養。這兩個選項都會為我們的身體健康帶來顯著的影響。

關節炎與關節疼痛的成因與我們身體的不使用有關，而營養不足會使情況惡化。肌肉與筋膜會因此緊繃，而軟骨與椎間盤會過度負載、磨耗與退化，進而導致筋膜沾黏。此外，養分與新陳代謝廢物會積滿組織液，使其過酸化，而細胞所提供之有益物質因此逐漸減少，使廢物無法代謝。

只要終止此負面循環，並將之反轉，便能讓您迎向無痛、健康，且行動自如的人生。

◎ 您的身體修復直至高齡都是有可能的。

第 **4** 章

關節炎與疼痛
是怎麼來的？

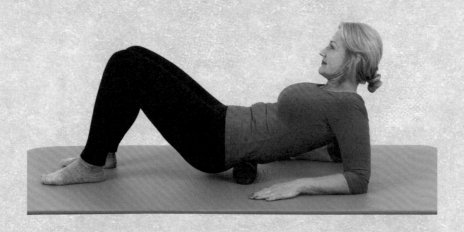

　　我們在此章節中會透過淺顯易懂的文字向您說明疼痛的形成原因及其與關節炎的關聯。您將會發現，造成關節炎與關節疼痛的關鍵因素就是我們不經意的生活習慣。

1 關節的運作

　　我們首先要透過生物力學對身體活動的基本情形進行說明。藉此，我們要思考的是從前被歸納為基因因素的生理現象，而您將會發現，若對此毫無概念，便會產生關節炎與關節疼痛問題。這是給您的壞消息，而好消息是，所造成的結果並非不可逆。

　　原則上，儘管不同關節的形狀與結構大不相同，運作方式卻大同小異。關節的功用在於接合不同角度的骨頭，並使我們透過肌肉的協助能夠產生活動。一個關節由至少兩塊骨頭組成，並被關節囊環固定住。外層的韌帶用於穩定與固定關節，而內層被稱為滑液膜，能夠產生潤滑液體。此液體能夠潤滑關節，並含有蛋白質。其對骨骼有益，只是無法滲透血液，需透過擴散作用發揮功效。

　　此作用如同海綿，當受到擠壓時，髒水便會流出，而當壓力釋放時，會再度膨脹，並吸進乾淨的水。同樣地，當軟骨相互擠壓，廢物與消耗物質會被擠出，以達到清除之目的。同時，這些被擠出的液體能夠在軟骨間產生潤滑的效果。當軟骨的壓力獲得釋放，便能夠完全吸入新的潤滑液體，進而帶來重要的養分。

　　骨頭的擠壓與放鬆便產生於關節的活動過程中，與重力並無關聯。由此可證，任何關節中的軟骨都能夠獲得養份。

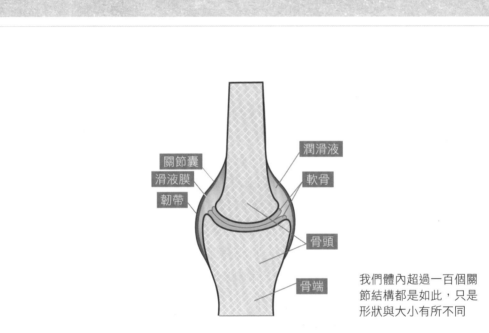

關節囊
滑液膜
韌帶
潤滑液
軟骨
骨頭
骨端

我們體內超過一百個關節結構都是如此,只是形狀與大小有所不同

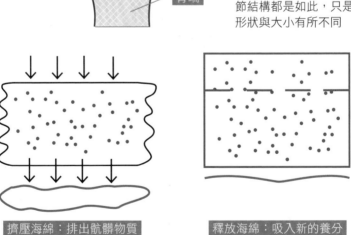

擠壓海綿:排出骯髒物質

釋放海綿:吸入新的養分

交互擠壓並釋放海綿所產生之擴散作用能使軟骨獲得潤滑液的滋養。

2 肌肉是身體的引擎

我們身體裡唯一能帶動行動的結構便是肌肉，其透過交互緊繃與放鬆進行活動，而一個方向的肌肉會被另一方向的肌肉拉扯，進而進行伸展。所有的關節針對不同的伸展方向都有肌肉負責（扮演激動劑的角色），而關節能透過不同方向肌肉的拉扯來回活動。若關節無法回歸原位，我們在進行了一個動作後，便會僵在原地。

基本上來說，身體中所有關節的運動模式均相同，唯一的差別只在關節的大小及其形狀。接下來要提的部位對於活動而言相當重要：杵臼關節，其可朝所有方向活動；屈戌關節，其多半只能朝兩個方向活動。此外，關節囊與韌帶（作為加強）能侷限關節的活動方向。

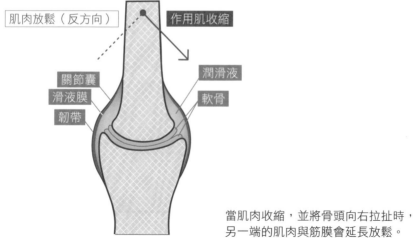

肌肉放鬆（反方向）　　　　作用肌收縮

關節囊　　　　　　　　潤滑液
滑液膜　　　　　　　　軟骨
韌帶

當肌肉收縮，並將骨頭向右拉扯時，另一端的肌肉與筋膜會延長放鬆。

▶ 肌肉承擔活動與滋養的責任

請參考示意圖,並思考,當骨頭向右彎斜時需要哪些力量。首先,在骨頭彎斜的同時,反方向會產生較小的力量,以控制骨頭的彎斜方向。此控制方向的力量會以反方向輕微拉扯,使構成關節的兩個骨頭能被固定在正確的位置。兩塊骨頭相互擠壓的同時會產生壓力,而軟骨能將此壓力抵銷。軟骨在受到擠壓時會排出代謝廢物,進而對骨頭的接觸產生潤滑作用。

如此能夠朝不同方向活動的關節照理來說並沒有罹患關節炎與關節疼痛的問題,應可使用一輩才是,無論一輩子有多長。人們所說的關節磨耗只要程度輕微,都是可以再生且能夠被修復的。對於自如行動的唯一關鍵就是潤滑液,其不僅包含了各式各樣的滋養成分,更能使骨頭不受傷害、使關節運作自如,畢竟骨頭的接觸不可能沒有摩擦產生。

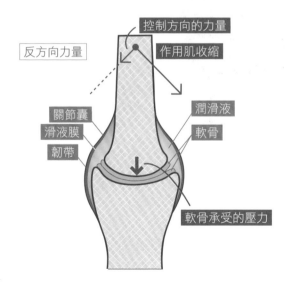

反方向的力量會導致軟骨受到擠壓,進而排出代謝廢物,並在獲得壓力釋放的同時吸入新的養分。

3 身體活動的支配者：腦部與筋膜

所有身體的活動都涉及兩個不可分割的層面：一是腦部，它會如同電腦般編寫關於身體活動的程式，二是結締組織筋膜。

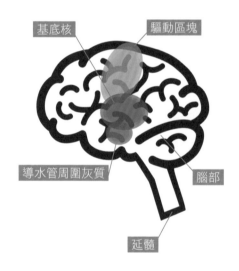

活動程序起始於腦中的驅動區塊、肌肉的基本張力與運動張力會在基底核中執行、導水管周圍灰質會增強會降低疼痛感受。

▶ 活動程序的形成

活動程序起始於腦部，隨後會形成一個複雜的系統網路。您可以將其想像成電腦裡一套不斷發展的程式，並套用在人體上，而這套程式便負責了我們身體的活動，同時不斷地進行修正與學習，以

改善行為。這套程式會在一生中不斷進行改變，且是我們每天活動的基礎。

　　當觀察孩童學習走路時，您會發現這個過程相當奇妙，因為到了特定階段，他們終於能夠站起來，並猶豫地踏出第一個步伐。幾天後，孩子走得更穩了，甚至還能單腳站立。對此，這套腦中的活動程序會不斷修正且進行逐步改善。

　　換個方向來看，當特定的肌肉長時間不使用或受到限制，活動程序亦會做出相對應的修正。當我們身體的肌肉長時間維持在同一個姿勢，例如坐在書桌前敲打鍵盤，腦中的程式便會對此做出修正，因而使肌肉「忘了」怎麼活動。針對一切我們有做或沒有做的活動與姿勢，大腦均會產生一套相對應的程式。

▶ 一切均透過筋膜就定位

　　影響我們身體活動的第二個層面是結締組織筋膜，其透過肌肉活動產生作用，並與第一個層面息息相關。

　　筋膜是一個能夠改變壓力的功能系統。試想我們全身上下 90 兆個細胞從四面八方透過如蜘蛛絲般的筋膜網絡使彼此相連，而這些遍佈全身的細胞都被固定在特定的位置。換言之，若少了筋膜，這些細胞全部都會錯位，而全部 90 兆個細胞都會擠成一團。若我們將一個人體內不屬於筋膜的部分掏空，這個人的外觀上幾乎不會產生任何的改變，只會留下許多孔洞，而這些孔洞就是原先細胞與其他液體所在的位置。由此可見，筋膜對於一個人及其體內組織有著龐大的重要性。尤其在活動時，這個網絡必須要能保持彈性，如同一件我們套在身上的柔軟毛衣，能夠隨著身體的活動產生彈性變化。

◎ 富彈性的筋膜網絡遍佈全身，且能使所有組織與器官固定在特定位置。

▶ 身體活動是筋膜結構的建築師

筋膜是由無數成蜘蛛網狀的纖維細胞所編織固定成的，而新的纖維會不斷產生，以加強結構，同時取代舊有纖維，且能透過纖維再生工作不斷重建。然而，這個建構工作是誰在規劃的？建構計劃又是如何？答案很簡單，建構計劃是依據身體活動所形成的。依據不同的身體重力配置，纖維會改變長度，以與身體活動相配合。因此，我們 24 小時中的每一個舉手投足、所拿起的每一件物品、身體負載的每一點重量，甚至於包含保持靜止在內的所有姿勢都會使筋膜結構進行相對應的重建，使之成為一個全面的筋膜網絡。

簡單來說：筋膜結構反應了肌肉的使用習慣，因為肌肉與身體活動是影響筋膜結構形成的關鍵因素。

在此所敘述的兩個層面，亦即腦部與筋膜，是讓我們了解身體狀態在活動與不活動時的重要基礎。

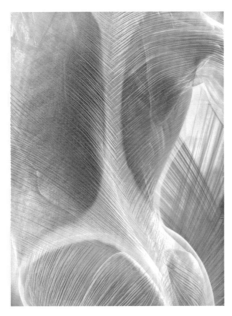

全面的筋膜網絡

4 關節活動角度靈活的重要性

　　儘管我們的關節能夠朝許多方向進行彎曲，其中仍存在了一個最大彎曲角度的限制。以手肘為例，其可以伸直與彎曲。當手肘自 90 度的彎曲姿勢伸直時，外側的肌肉會縮短，其被稱為肱三頭肌。當此肌肉將下臂拉直時，內側使手肘彎曲的肌肉會保持彈性並放鬆，否則手肘便無法完全伸直。

　　當手肘進行伸直與彎曲動作時，活動的是下臂。由於關節軟骨能夠吸收與放鬆壓力，關節才能靈活地進行活動。

　　正因我們時常完全伸直與彎曲關節，先前所敘述的兩個活動層面便會經常發生。在腦部層面中，所有關節自完全彎曲至完全伸直的活動均會產生相對應的程式，並使肌肉做出相對應的反應。在筋膜層面中，其結構會完全迎合關節的彎曲與伸直行為，而整個良好的網狀結構就如同女性的絲襪般柔軟有彈性，在收縮時不會產生任何皺摺，而這就是健康的筋膜該有的模樣。使筋膜在延伸時不會產生抗阻、在縮短時不會產生皺摺的關鍵就是絕佳的彈性。

▶ 我們對關節活動角度的利用少得可憐

　　您現在必須理解一項許多人都不知道的事實。我們全身上下有超過 200 塊骨頭與超過 100 個關節，其牽動了約 600 條肌肉。若將

整體看作百分之百，您猜猜看我們平均每人會使用到的整體比例是多少？答案是介於 5% 至 10% 之間，很令人訝異吧。在告訴您另一個驚人數字之前，請您先看看自己的肩膀，並估算一下其中的關節使用比例是多少。答案是低到驚人的不到 2%，但您只要稍加思考，什麼樣的手臂活動會運用到肩膀，便能夠理解了。沒錯，我們身體主要的活動都在軀幹，而諸如寫字、打電腦、做手工、推拿、閱讀或是用平板電腦追劇等活動都不會使用到肩關節。我們的關節可以說像是一顆毫無碰傷的完好蘋果。

　　想想看您上次將左手手腕向後伸展是什麼時候？而上次後仰伸展腰部、將身體右轉到底、手臂向後伸到最遠是什麼時候？相信大家的答案都是很久以前，或者是小時候。您今天回家後，從桌上拿起一顆蘋果，並削掉它的皮看看，裡頭的果肉絕對會是嶄新的，相信您能夠明白我的意思。這只是其中一個有趣的例子，而更多同樣沒有被使用的關節可說是遍及我們的全身。

◎ 我們每天小範圍的活動可是隱藏了嚴重的結果，不但會使筋膜缺乏彈性且沾黏，更會使我們的身體活動範圍逐漸縮小。

▶ 關節使用不完全會產生問題

　　您或許會想問：那又怎麼樣呢？我的汽車輪軸軸承活動範圍也不大啊，不管是汽車本身或是其他零件還不是好好的。對此，我們在本書一開始便解釋過，我們的身體並不是以金屬零件構成的，無法與汽車相比。我們的身體是以生理結構組成，這反應在前述的兩個層面上，亦即腦部與筋膜，而我們一天中所有的活動與不活動都會使其做出相對應的反應。

　　以手肘為例，若我們的手臂長時間沒有伸直，僅固定在特定的

角度，例如敲打鍵盤、吃飯、拿書、拿報紙或幫伴侶按摩，都會影響到前述的兩個層面。一方面，腦部會逐漸對伸展動作感到生疏，而肌肉會逐漸緊繃，使手肘維持在特定的彎曲角度；另一方面，筋膜網絡會在手臂內側針對手肘彎曲的姿勢做出調適。根據針對筋膜的研究指出，筋膜結構會因此受到負面影響，他們在這樣的情形中會產生沾黏現象。

　　試想一件柔軟且合身的套頭毛衣若用過熱的水進行錯誤清潔會怎麼樣？其中的毛線可能會亂成一團並小了一號，使您在穿上後難以活動，這下的麻煩可就大了。換句話說，沾黏且收縮的筋膜也會失去彈性，進而使您的身體活動受到限制。

◎ 筋膜沾黏會對軟骨產生過大的壓力。

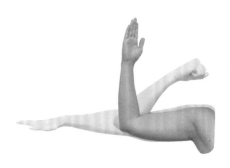

手肘關節的活動範圍。

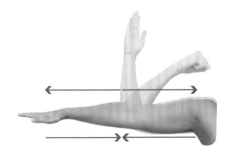

肱三頭肌能透過收縮將手臂拉直，這時的肱二頭肌必須幾乎完全放鬆，只施作非常小的力量以控制手臂下放方向，進而穩定關節，並將其放至最理想的位置，而其中的壓力會被軟骨會所吸收。

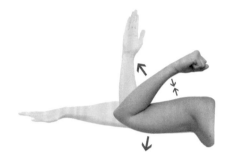

肱二頭肌收縮時會令肘關節彎曲，這時的肱三頭肌必須幾乎完全放鬆，只施作非常小的力量以控制手臂下放方向，進而穩定關節，並將其放置最理想的位置，同時使軟骨所承受的壓力獲得釋放。

▶ 關節如何受到磨耗？

　　這樣的情形會如何對關節產生影響呢？而關節長時間未完全伸展又會產生什麼樣的生理結果呢？

　　若關節放鬆一方的肌肉筋膜網絡長時間緊繃且未獲得舒展，便會失去彈性且產生沾黏，之後要伸展便需要更大的力氣。如此一來，骨頭與軟骨便會受到比基因預期上更大的擠壓。

　　使筋膜失去彈性恢復功能需要數月至數年的時間，僅僅數天是不會產生顯著影響的，這需要時間的累積。之後關節周遭會越來越緊繃，以至於軟骨會承受越來越大的壓力，並產生預期外的骨頭摩擦。不斷增加的壓力會在軟骨表面產生磨損，而此磨損較一般生理情形下要大得多。情況惡化時更可能會使身體在某一個程度因壓力與錯誤的營養吸收（主要是過多的動物蛋白）出現過酸化，進而產生酸晶體，為使細胞內液維持平衡。此酸晶體會集結在軟骨與關節處，並加劇磨耗，但這只是關節炎的前戲。

▶ 腦部產生的疼痛警訊

　　這個前夕隨時都被我們的腦部監督著。所謂的受體會測量關節

所承受的壓力、肌腱的拉扯、肌肉的收縮與放鬆速度，簡言之就是關於身體活動的每一個部位，而這些監督數據都會在我們的中央電腦，也就是腦部中進行運算。一旦偵測到關節的磨損速度快於修復速度，腦部就會在該部位投射痛覺，其中大多是在能控制活動的肌肉部位。一旦患者感受到疼痛，便會降低活動頻率以減緩痛楚，我們因此將其稱為疼痛警訊。

疼痛警訊提供了類似油表檢視的功能。想像您正行駛在高速公路上，突然發現油箱快沒有油了，這時後儀表板上的油表會發出警示訊息，告訴您若繼續行駛，會導致引擎損壞。疼痛警訊所傳達的訊息也是同樣，要您不要再繼續活動該部位了，否則會傷及關節。

雖然看似只要停止活動，便能暫時解決疼痛問題，但這其實是一個惡性循環，而活動範圍會隨著警訊疼痛越來越侷限。這點連套用在汽車上都說不通，畢竟當油表發出警訊時，靠邊停車並沒有辦法解決問題，該做的是去加油。

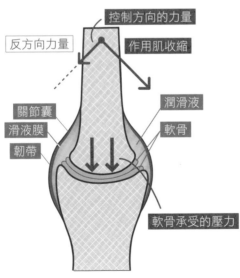

控制方向的力量

反方向力量

作用肌收縮

關節囊

滑液膜

韌帶

潤滑液

軟骨

軟骨承受的壓力

拉扯的力量明顯大於控制方向的力量，因此會對軟骨產生壓力，使磨損增加。

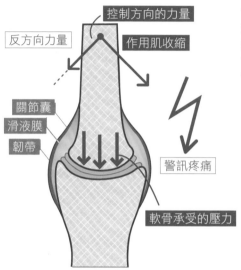

控制方向的力量

反方向力量

作用肌收縮

關節囊
滑液膜
韌帶

警訊疼痛

軟骨承受的壓力

當對於軟骨造成的壓力過大，且磨損增加，同時磨損速度大於再生速度時，腦部會產生警訊疼痛，以要求身體停止會造成傷害的動作。

警訊疼痛的例外：過載疼痛

　　疼痛警訊往往在停止活動便會消失，但作用肌有時在某個姿勢會以更大的力道與收縮的筋膜抗衡，進而因過載而產生灼熱感，我們將之稱為過載疼痛。舉例來說，像是脊椎的伸展肌，若我們身體前方的筋膜拉扯力道過強，背部的伸展肌便會施力過度，進而產生灼熱與過載疼痛，而這樣的疼痛往往會被誤診為椎關節炎。然而，椎關節炎只是與疼痛同時發生罷了，事實上並非其成因。

　　過載疼痛與疼痛警訊同樣都屬於純粹源發於肌肉與筋膜的疼痛，並與疼痛警訊同樣只要將肌肉與筋膜的緊繃程度緩和，便能夠被「治癒」，因為這就是產生疼痛的原因。畢竟過載疼痛與疼痛警訊的產生目的相同（都是為了要保護關節），治療方式也相同，所以我們亦將其視為疼痛警訊的一種。

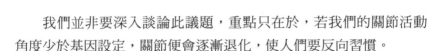

5 身體正常的發炎反應

　　我們並非要深入談論此議題，重點只在於，若我們的關節活動角度少於基因設定，關節便會逐漸退化，使人們要反向習慣。

　　若在疼痛警訊解除後，再度回到原本的活動模式，情況則會更糟，而筋膜沾黏的狀況也會更嚴重，使作用肌收縮的抗阻日益增加。如此一來，關節軟骨所承受的壓力也會增加，以至於警訊疼痛一再復發。

　　大多數關節軟骨的養分會逐漸流失，原因就在於我們對關節活動的角度只運用了 5% 至 10%。這意味著一部份的軟骨長期負重，另一部份卻長期閒置。然而，對於關節養分的吸收而言，平均地受到壓縮與釋放是很重要的。如此一來，一部分的關節會營養不良，而另一部分的關節會過度地負重與磨損，而因關節過度磨耗所產生的疼痛警訊便會一步步侷限未加以使用的關節角度範圍。關節就如同人類，若營養不良，便會日益消瘦，長期下來就只有死路一條。

▶ 發炎是為了修復

　　這個死胡同沒有出口，而患者咬牙苦撐亦無法獲得改善，因為疼痛是源自於軟骨所承受過大的壓力，而更多的摩擦只會使軟骨產生更多的磨耗，接著便會產生發炎反應，因為身體將開始進行修復

工作。許多患者與專業醫療人員都欲阻止發炎反應，卻不知道其根本是有益的，畢竟身體是在藉由發炎反應對磨損部位進行修復。關節積水是為了要更有效地使修復物質抵達受損部位，並將廢物清除，而關節能因此獲得穩定及滋養。

　　關節炎的問題在於，其對於軟骨的傷害並非一次性的，它會持續發生，而修復工作也會因此無法隨時終止。患者在不知不覺中使自己受到了長期傷害，而這是身體基因所沒有預見的。由此可見，發炎與修復過程是不能被終止的，此持續性的慢性發炎反應亦可被視為持續性治療。正因其為慢性發炎反應，一般療法中的治療師才希望將其停止。大自然與體內基因無法預知我們不會用到所有「先天設計」的關節角度，但身體中所有的功能畢竟都是有用的，否則就不會存在了。

6 關節炎不等於關節疼痛

　　我們先來回顧一下最難消化的前一個章節。腦部為了減少某部位與姿勢的活動，會在該關節投射如同過載疼痛的痛覺，而其與軟骨磨損並無關聯。

　　此痛覺會隨著肌肉的收縮減緩，屬單純的功能型疼痛，多半為骨頭結構的問題，換句話說就是與關節炎無關。關節炎患者中有 80% 的人被認為，其因只剩下少部分軟骨，使骨頭在行走時相互摩擦。

　　骨頭在行走時會相互摩擦為關節炎的 4 種程度之一，但多數患者事實上都不會在該關節或其周遭感到疼痛。由此看來，這實在很難讓人相信，多數人都對關節炎有所了解。就連我們都花了一段時間才能接受這個事實，只是這個了解過程對我們而言比較容易，畢竟我們對許多個案都有親身接觸。我們會逐漸降低治療強度，並靜待結果，等到患者沒有感受到疼痛，我們便能夠明白事實。雖然不是完全，但大部分案例都是如此。就連我們充滿智慧的大腦基於防護機制認為骨頭在相互摩擦時該發出疼痛，卻也無濟於事。我們至今仍無法解釋，為什麼多數患者在這樣極端的案例中都不會於關節患處感受到疼痛。

◎ 實在令人難以相信，軟骨磨損竟不會產生疼痛。

▶ 少數例外提供了證明

凡有規則必有例外，就連在關節磨損一事上也是。在許多案例中，患者的關節因骨質增生而出現了明顯的改變，形成了結構上的阻礙。在這樣的末期階段，修復工作幾乎是不可行了。就算可行，也得花上很大的功夫與很長的時間，而人工關節置換手術在這時就相當誘人且值得推薦了。至少這項手術對於髖關節骨折的患者而言是個救星，能夠使之免於坐輪椅的後果。

在此要請您不要將關節結構上的阻礙與關節活動角度上的阻礙混為一談，後者多半是因肌肉與筋膜遭到「鎖死」所致，即因筋膜與肌肉網絡完全無法伸展而產生一般活動上的阻礙。此類問題的症狀很快便能夠獲得減緩，甚至完全被解除，因為骨頭結構根本完好無損。

另一方面，若是因骨頭結構所致的活動阻礙，便需耗費更多時間，甚至大量時間才能夠解決了。在這類極端案例中，患者往往不是放棄希望，就是選擇接受人工關節置換手術，這是我們可以理解的。然而，我們必須向您呼籲，在接受手術前，請先嘗試過我們的療法吧。

此類情形中的患者都至少該試一次我們的療法。唯有親身體驗過我們對於減輕疼痛的顯著功效才能夠明白自己少花了多少冤望錢、唯有降低疼痛程度才能使患者擺脫疼痛所致的心理煎熬，進而耐心地進行關節修復工作。

▶ 難以接受的現象已成事實

　　不如這麼說吧，這些我們取自經驗的理論是作為讀者的您在親身體驗前難以想像的。若您為患者，請一定要嘗試我們的運動，並親身感受實際的成效。就算您不敢把自己的關節炎問題交給我們，請至少要讓接受過利伯沙與布拉赫特培訓的治療師為您進行一次手法治療；若您為醫師或治療師，唯有接受我們的培訓，並在對患者的關節炎問題施作過數次手法治療並目睹成效，才能夠真正理解。

　　先前已經說過，我們與您別無不同，都需要時間接受這個嶄新的事實。唯一的差別只在於，我們已在實驗療程的過程中親眼見證了許多原本看似無望的病況轉為樂觀的例子。

7 造成關節炎與 關節疼痛的間接因素

除了生物力學對於活動的影響（確切地說是對於缺少活動的影響），還有其他被認為是使疼痛形成的間接因素。然而，緊急疼痛治療亦無法產生顯著的功效，因為肌肉與筋膜力大無窮，很難與之抗衡。這些造成關節炎的其他間接因素會逐漸累積增加或減少，也可能會對關節疼痛產生負面的加乘作用。

這些間接因素及其伴隨的影響幾乎不可數，然為了有系統地進行了解與分析，我們將其分為 3 大類：

1. 營養因素：此類包含了所有會被身體吸收的食品與飲品營養。
2. 心理因素：此類係指精神層面的影響，例如心情與經驗（包含好與壞，例如夢境），而心靈層面的影響亦被我們歸在此類。
3. 環境因素：此類包含了如輻射或其他環境中各形式能量的影響，而生活中所會接觸到的各種化學物質亦包含在內。

▶ 最重要的營養影響

您可能已經想到，一般被認為的不健康飲食常也是造成壓力的原因之一，因此也有可能使關節炎與關節疼痛惡化。您的飲食中含有越多動物性蛋白、小麥與糖分，並經越多烹煮、微波與工業加工，或含有越多植物肥料、防腐成分、色素、調味料與人工香料，

對於人體健康的影響便越負面。然而，關鍵因素仍在於量的多寡，畢竟任何成分都會積少成多。

▶ 不適當的食物

您尤其該當心動物性蛋白，例如牛、豬、羊，而家禽類與加工製品（如香腸）也不得輕忽，甚至牛奶與其加工製品，如起司、凝乳與優格也得當心。

至於碳水化合物方面，白麵粉製品則要避免，而白糖與含糖飲料也會加重負擔。根據針對筋膜的研究指出，食用糖分會使筋膜糖化，並逐漸僵硬與脆弱，使身體會不再靈活與柔軟。

被稱為享樂品的菸與酒當然也會帶來負面的影響，只是它們屬於細胞毒，對應的是身體的防禦反應。

除了所提及的食物以外，另一項重要因素便是食材的組合。若您在一頓飯之間將所有的動物性蛋白（魚、起司）、碳水化合物（馬鈴薯、麵包）與脂肪（奶油、油脂、鮮奶油）全混著吃下肚，便會對身體帶來龐大的負擔，而典型的反應便是消化不良與過敏。

▶ 食品添加物

食品工業中應用了許多食品添加物，而其與食物會以不同地組合方式被混合在一起，例如防腐劑、色素、乳化劑、味精及其他化學替代品，而這些東西直至 1974 年都被正式稱為「外來物質」。沒錯，這些東西就是問題所在，因為我們基因原本認識的食物裡頭被參雜了陌生的物質，而這些陌生物質會被身體視為威脅。我們的身體並無法對這些陌生物質進行評估與感受，只會偵測到產生變化的消化過程與其他無法評估的未知事物，因而產生緊張感與壓力，進而使關節炎與關節疼痛惡化。

◎ 我們將造成關節炎與關節疼痛的間接因素分為 3 類：營養因素、心理因素、環境因素。

單一食品測試便能見真章

由於每個人對於食物與食品添加物的反應不同，我們為您提供以下建議。首先進行單一食物測試，以觀察身體對其有無激烈反應。您可以使用能夠監測心律的智慧型手錶，先觀察自己在不同情況下的心律變化（如工作、運動、休息），再對照對於不同食物及不同組合的反應。若心律從平靜開始產生變化，便是一個警訊，表示身體產生了防衛機制，為一種緊張的反應。這段過程需要花你一些時間，但絕對值得，因為你將會知道不同食物對自己的利與弊。

另一項針對食品接受度的測試是驗血，佩特拉藉其在診所中對 180 種食物進行了接受度測試。在「從營養著手對抗關節炎與關節疼痛」章節中，我們將會介紹給您幾項適合所有人的營養方針，使您盡可能在自在與放鬆的情況下擺脫關節炎與關節疼痛問題。

▶ 最重要的心理影響

對於關節炎與關節疼痛最重要的影響當然是壓力，所有與操勞、疲累、氣憤、注意力轉移（電視、智慧型手機與其他社群媒體）相關的壓力。當然，不同種類的緊繃情緒也包含在內，例如對公私皆不公的主管大發怒火。畢竟霸凌總是在我們每天的生活中不斷上演。

從我們的身體姿態便能明顯看出，當我們感到壓力或暴躁時，身體的肌肉與筋膜會逐漸緊繃，而肩膀會聳起、身體會前傾、肩胛帶會舉起，使身體呈現備戰狀態。原則上，我們在這樣的環境中不能大聲斥敵或逃跑，亦不會利用身體壯大聲勢，只能將緊繃的情緒

在心中壓下，而壓力因此會逐漸發酵。

　　其他會對疼痛產生影響的心理因素包含了因負面遭遇、失去、疾病與分離產生的夢境，這樣對於心靈負面的影響當然也會對身體狀態造成動盪。

▶ 壓力使筋膜僵化

　　壓力除了會使肌肉纖維逐漸緊繃以外，還有另一個效應，而它的發現都要歸功於筋膜研究。當遭遇壓力時，在我們筋膜網絡中不斷工作的纖維母細胞會過激化，因而編織特別厚實的筋膜網絡。然而，當壓力解除後，這些厚實且較無彈性的筋膜網絡並不會消失，而這當然會帶來嚴重的後果。此因緊繃情緒而產生的厚實網絡不但會使肌肉緊繃，還會使筋膜逐漸失去彈性。

▶ 將負面情緒塞進身體

　　此外，負面情緒所引起的心理壓力也會使肌肉與筋膜結構緊繃，而創傷經驗所造成的影響又更加顯著。這些我們在有意識時無法承受的壓力結果會被轉嫁給身體，並以特定部位的肌肉纖維緊繃作為表徵。患者心理上會感到舒坦許多，以至於日常生活不會受到影響，但創傷效果卻會留下。

　　可惜當今的人們都是如此囤積心理壓力的。許多人會來找我們進行診療，卻永遠擺脫不了那沉重的負擔。有趣的是，這其實也與我們侷限的關節活動角度有關。由於我們都想要規律與完全地運動，久而久之便將囤積在身體上的壓力給擺脫掉了，而身體因此能擺脫緊繃，並能夠有意識地消化壓力，使您感到全身舒爽且毫無負擔。由於我們都還未將關節的活動角度妥善使用，您可能仍對於能夠藉此排除壓力的方式心有疑慮。

抑鬱與身體之間有緊密的關聯，而最明顯的例子是，有研究指出，人們在抑鬱時所感受到的疼痛程度會較強烈。

◎ 密集的身體活動幾乎能夠使您擺脫所有的心理壓力。

▶ 最重要的環境影響

該從哪裡開始談好呢？環境中會對關節炎與關節疼痛產生負面影響的因素實在太多了，所以很難確定何者對我們身體的負面影響是最大的。

就從電磁波汙染開始談吧，其中包含了電信基地台、電纜線、無線網路……數也數不完。此外，喇叭等音樂設備如今透過藍芽功能也無線化了，人們甚至還將監控設備擺在嬰兒的頭部旁，任其發射輻射。人們透過電腦或智慧型手機可以從任何一個城市進入互聯網路，甚至有人將耳機或手機話筒整天貼在耳朵上。在開始討論這個主題前，我必須說，當今若還有人認為，這些都是缺乏科學證明的無稽之談，那麼這些人要不是資訊落伍，就是太天真了。

我們身處在一個圍繞著化學物質的環境，不僅地板上有塗料、牆上有油漆，甚至傢俱、衣物、新車與化妝品都與化學物質脫不了關係。數不清的產品透過化學物質進行生產（或即將問世），彷彿一個深不見底的黑洞。

這些東西都會使身體產生警覺，因為身體對他們並不熟悉。他們不是基因資料庫中原有的物質，而身體會因無法對其進行辨識而產生危機感，進而造成壓力與緊繃問題的產生，並對疼痛與關節磨耗產生負面影響。最後，身體會進行自我攻擊，使免疫系統攻擊原生細胞，而這就是自體免疫疾病。

8 自我檢視：
肌肉緊繃與疼痛程度

　　儘管造成疼痛的間接因素大不相同，他們之間都有一個共通點，就是都是造成關節炎的幫凶，而且一天 24 小時不間斷。只要我們有一部分的身體曝露在外，就會受到威脅、受到危害。這些我們想要遠離的物質會使身體產生不適與負面反應，而這些反應會有意識或無意識地與之進行對抗，例如身體會因偵測到潛在的危險使心跳加速與肌肉緊繃。

　　在我們的研究中，肌肉緊繃當然是我們首要關注的課題，因為其為間接影響與直接生物力學影響建立起了橋樑，對此我們已在第 1 章節中提及了。為了使您能夠更容易了解兩者間的關聯，我們設計了一張疼痛圖表。

◎ 身體會對每一項威脅產生壓力與緊繃反應，而到了一定程度後就會產生疼痛。

▶ 為什麼關節囊在產生疼痛時會提起

　　在產生疼痛時，我們所有的關節都會上升，而關節囊當然也不例外。現在就請您仔細地觀察自己的關節囊。

　　若包圍膝關節的是健康狀態的筋膜與肌肉，關節囊就會位於圖 2 中底部（位置 1）。此關節運作良好，而微小的磨耗也很快就會獲

得修復，或許終其一生不會有關節炎與關節疼痛的問題。

當今人們的侷限活動會使肌肉日益緊繃，同時也使關節位置上升（位置 2）。位置越是提高，活動就越困難，而磨損程度也會越大。此程度的患者不會察覺任何異狀，因為肌肉緊繃的程度是以難以察覺的方式逐漸增加的。人們只會逐漸感覺關節越來越難活動，並習以為常。

直到某個程度，關節會接近疼痛點（位置 3），但肌肉會起煞車作用，使患者仍無察覺異狀，只是先前能輕鬆進行的動作已更明顯地無法做到了。人們之所以會將此問題歸因給年齡，是因為整個問題發展的過程可能會長達逾 10 年。

膝關節遲早會高過水平面，也就是疼痛點（位置 4）。在這個時候，受體會傳達訊息給腦部，告訴它此時的關節磨損已相當嚴重，且程度已達難以修復的地步。此時的關節軟骨已受到嚴重磨損，超過了身體能夠自我修復的程度，因此產生了疼痛警訊，希望避免問題惡化。

▶ 間接因素同時對所有關節產生影響

我們所有的關節在圖表（圖 3）中都有特定的位置，可惜因為活動侷限的因素，他們可能已經離疼痛點不遠了，尤其是腰椎、頸椎、膝蓋與髖關節。

當我們暴露在這 3 個間接影響因素中，便會產生肌肉緊繃的反應，而這意味著，關節囊與其他關節的位置都會逐漸上升（圖4）。直接影響因素與間接影響因素仍有不同，直接影響因素會對部分關節產生影響，而間接影響因素會對大部分關節，甚至全身都產生影響。

關節囊（尤其時腰椎與頸椎）一旦超過疼痛點，便很有可能會

產生劇烈的疼痛，例如患者可能會產生頭痛或背痛，如此一來，造成肌肉緊繃的原因是營養不足、工作壓力或氣候變化已不再重要。

　　很顯然，無論何種影響因素最終都會對關節炎與關節疼痛造成負面影響。因為肌肉緊繃會使疼痛程度增加，而於關節部位所產生的壓力則會導致關節炎。

圖 1：
此疼痛圖表中水平面與底部之間的區域呈現了關節位置在肌肉緊繃情況下所產生的變化。底部位置代表健康的關節被活動自如的肌肉與筋膜包圍，當其位置提升至水平面，也就是疼痛點，便會觸發身體警訊，並啟動保護機制。

疼痛點

肌肉與筋膜之動態平衡

圖 2：
膝關節位置會依據不同的肌肉緊繃程度逐漸上升，而關節囊的位置越高，膝蓋周遭的肌肉與筋膜便越緊繃。

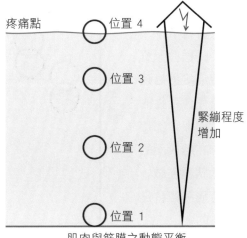

疼痛點　　○　位置 4

○　位置 3

○　位置 2

緊繃程度增加

○　位置 1

肌肉與筋膜之動態平衡

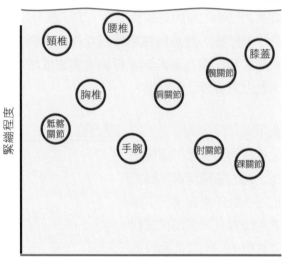

圖3：
圖中不同關節囊的位置分佈近似於現實生活中人們的平均狀態，其中腰椎、頸椎、膝關節、髖關節被緊繃肌肉包圍的情形最為嚴重。

疼痛點

緊繃程度

肌肉與筋膜之動態平衡

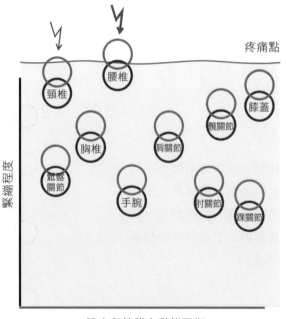

圖4：
當間接因素對肌肉緊繃產生影響時，所有身體中關節囊的位置皆會上升，且由於腰椎與頸椎的位置最接近疼痛點，首先會產生的便是背痛與頸部疼痛。排在越後面的問題症狀越輕微，所以背痛問題會是最嚴重的。

疼痛點

緊繃程度

肌肉與筋膜之動態平衡

9 關節炎惡化的原因

　　每當身體中基因預設的物質轉換過程遭到干擾，便會產生緊繃、壓力與過酸化作用等反應，而這些都是導致發炎反應的要素。

　　誘發發炎反應的都是療程，像是在關節炎中，軟骨便會因遭受磨損而進行自我修復。對此，滑液膜會產生發炎反應，以提供所有重要的物質，進而使身體能夠進行自我修復。然而，非基因能夠辨識的修復過程會使其無法終止。正規醫學會對積水的膝關節不斷重複抽吸的工作，卻沒有對液體過多的問題進行思考。甚至還有些療法是用放射性物質使滑液膜壞死，以使之無法製造潤滑液。然而，膝關節如此一來便無法受到潤滑，進而使軟骨營養吸收不足。

　　我們在此要對身體內部原因所致的發炎反應與外部細菌或病毒進入體內所導致的發炎反應進行區別，後者所致的發炎反應當然能夠透過外來藥物或其他侵入性療法協助免疫系統殺死細菌與病毒。

　　然而，因身體內部原因所導致之發炎反應卻經常被誤解。雖然醫界普遍認為，發炎反應多半是基於保護身體所產生之過程，卻仍舊嘗試與之抗衡，這對身體當然不會有好處。因關節磨損仍舊持續，所以自我修復過程並未結束，卻被人為因素強制終止。這使我們聯想到了也被誤判的關節疼痛問題，大家只看見眼前的功效，卻沒想過後果。人們因此認為疼痛是疾病的一種，需要與之對抗。如此一來，尚未結束之發炎反應才會反覆發生，因而被視為是慢性疾

病的病徵。

▶ 間接因素所導致之體內發炎反應

就連間接因素都會在體內的各個位置導致需進行修復作用之發炎反應，卻與如軟骨因遭受磨損而需進行修復之情形不同，後者通常是因為會影響行動的直接因素所致。

當我們身體對於營養吸收不當時，或當身體吸收過少的營養成分、維他命、礦物質、微量元素與次級代謝產物時，以及當我們食用過多動物性蛋白、糖分與加工食品時，身體都需進行修復工作，以維持平衡狀態。

當我們的生活伴隨壓力、怒氣與壓抑情緒，或當我們與他人之間的感情產生問題時，身體也需進行修復工作，以維持平衡狀態。

當我們的身體長期受有害物質侵擾，或當電磁波汙染範圍進入到家中寢室及辦公室，以及當我們整天將手機話筒貼著耳朵，並長期接收無線網路時，身體也需進行修復工作，以維持平衡狀態。

因此，身體中才會到處都存在著發炎反應，以進行自我修復。但是這項工作當然會對我們的身體行動產生負擔，而身體承擔的負荷亦會日益增加。身體會如何對此做出回應呢？或許纖維肌痛就是原因。

◎ 發炎反應是自我療癒的過程，壓力與營養吸收不當會使其受到嚴重干擾。

▶ 發炎反應會如何結束？

當發炎反應達到其目的後，便會自然停止。換句話說，當新陳代謝恢復正常運作，或當身體受損處修復完成，發炎反應便會終止，而滑液膜發炎便是一例。當關節炎的磨損問題停止，且修復工作完成，發炎反應便會停止。此外還必須了解，過量的動物性蛋白會使肌肉纖維緊繃，亦會對關節產生不良的影響。溫德（Wendt）教授針對蛋白質貯積病的研究便指出，其可能會使關節囊處的滑液膜受到阻塞。如此一來，營養物質便無法擴散出去，而廢物亦無法排出。這當然會對軟骨的修復產生非常大的負面影響。

以肌腱發炎為例，其便是因過大的負擔與緊繃狀態常態化，使修復作用不斷地重複進行所致。至於間接影響因素則是因其對身體的負面影響不斷地以基因無法預測的方式持續所進行致。

總而言之，若我們將此發炎反應透過生物化學或生物物理學的方式強制終止，便會對身體的自我療癒作用產生干擾。

疼痛與發炎反應是一種病徵嗎？

　　對於疼痛與發炎反應的評斷存在著不同的意見，而儘管正規醫學不把它們定義為疾病，卻以對待疾病的方式進行治療。疼痛是一種警訊，我想這大家都知道，但人們為什麼要將它壓下來呢？發炎是一種身體反應，藉其能夠使身體狀態復原，這點相信專業醫療人士都不會否認，但人們為什麼要用強制的手段終止這個過程呢？答案或許是正規醫學人員不知道該如何從旁對其進行協助。

　　疼痛是如何復原的呢？人們在復原過程中要對抗的是負面影響因素，而其中多半是肌肉與筋膜緊繃問題。隨著治療的進行，身體會逐漸不再釋放出疼痛，因為它認為不需要了。另一方面，人們可以將疼痛壓下，但問題仍未獲得解決，所以身體仍會不斷釋放出警訊，使得疼痛問題在日後反覆發生。對此問題以邏輯推斷，指的就是關節炎與關節磨損。

　　然而，發炎又是如何復原的呢？人們在復原過程中要對抗的是負面影響因素，其中多半是因於磨損處進行的修復作用或物質平衡的維持工作所致，亦即將受侵擾之新陳代謝恢復至正常狀態。在身體的修復工作大功告成後，發炎反應自然就會解除。若人們將發炎反應壓下，使修復工作尚未完成便終止，磨損所致之問題便會在日後復發，並再次產生發炎反應。

10 關節炎的形成與磨損修復

　　雖然我們在本章節的開始便提過，但還要在此重複一次：關節炎與關節疼痛是因運動習慣所致，卻也可以透過運動習慣擺脫。

◎ 關節炎與關節疼痛問題唯有透過改善肌肉緊繃程度才能解決。

▶ 惡性循環促使關節炎與關節疼痛形成

　　肌肉緊抓關節的力量越大，關節軟骨所承受的壓力便越大，進而使其活動角度受到限制、使身體活動範圍日益侷限。身體活動範圍越侷限，肌肉抓住關節的力量便越大，因此便產生了關節磨損的問題。若磨損問題達到了身體無法自主修復的程度，便會產生疼痛警訊。同時，軟骨會受到關節的壓迫，而其放鬆程度會逐漸減少，直到完全失去作用。完全沒有緊繃與放鬆功能的關節會使軟骨逐漸無法獲得養分，而供給養分的網絡亦會逐漸失去作用，進而影響新陳代謝。

　　當活動受限的關節角度承受過大的負擔，便會產生傷害，同時因代謝問題與無法獲得養份之緣故，最後成為了無法活動的關節。

▶ 良性循環擺脫關節炎與關節疼痛

　　只要將惡性循環反轉，便能減緩關節所承受之壓力，並使生理狀態正常化，同時降低軟骨所承受的壓力。只要生理狀態正常化，關節磨耗程度就會降低，而其活動角度便能逐漸增加，同時軟骨活動的空間也會擴張。如此一來，軟骨便能夠再次進行收縮與放鬆，進而提供養分與排除廢物。只要將關節磨損程度降低，腦部對於疼痛訊息的釋放就會「踩剎車」。此外，幹細胞會進行增生，使主細胞協助軟骨進行修復。

▶ 全能策略

　　現在讓我們從結構的角度來檢視這個問題。只要將施於關節軟骨的壓力正常化，便能減緩疼痛，或將其完全解除，因為我們將肌肉與筋膜的緊繃程度快速地降低至低於疼痛點。對於軟骨的重建可就需要多一點時間了，因為養分的吸收狀態仍尚未完全到位，而透過養分吸收進而修復軟骨的工作也是勉強不來的。儘管如此，較好的養分吸收確實能夠促進修復作用的品質與速度。

▶ 錯誤活動害了我們

　　在過去數年來，我們發現有疼痛問題的患者越來越多，其中多發生於運動相關部位。這意味著，今日造成此結果的原因日益多元，而人們的「中獎」的機會也更大了。此後，包含骨科、神經科、整形外科、身心科、物理治療科與職能治療科的醫師可能都需共同會診，因為這已經成了跨科別的問題。我們此刻面臨了一個事實，就是關節疼痛的治療並不容易，因為導致此問題的可能性實在太多了。

那麼，醫界至今的努力成果為何呢？有鑑於過去數年來不斷提升的疼痛患者人數，他們研發出了更強的止痛藥給予患者。若不想服用藥物，就得考慮進行外科手術、脊柱融合術或裝人工關節。但讓我們更憂心的是，對於疼痛患者人數方面的統計，有 3/4 的 8 年級學生有頭痛與偏頭痛的問題，這數據實在是相當令人驚訝。此外，這項數據的成長也顯示，人們的生活品質正在逐漸受到負面的影響。

基於此原因，我們在過去數年來致力於解釋身體上，尤其是在運動器官上的疼痛問題，諸如關節病、關節炎、椎間盤突出、感覺異常症與活動受限問題，而其中或多或少與一項因素有關，亦即缺少活動（角度）的關節與脊椎導致肌肉與筋膜的活動逐漸不靈活，就像是身上穿了一件用過熱的水清洗的毛衣，因此感到緊繃與難以活動，使得摩擦增加。這會導致疼痛與關節及脊椎過載，並於骨頭與肌腱處產生發炎反應，進而壓住淋巴與血管。

第 **5** 章

關節炎常見的五大問題

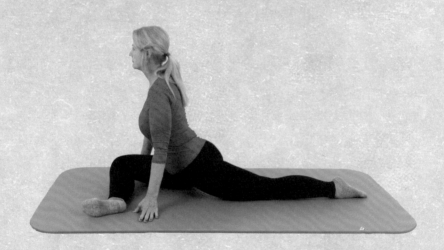

　　我們關節的活動頻率是如何影響關節炎產生的呢？為什麼有人明明患有關節炎，卻感受不到疼痛呢？或反過來說，為什麼有人明明有關節疼痛問題，卻沒有關節炎呢？此外，壓力又是如何對關節產生影響的呢？年齡、體重與基因與關節炎有什麼關聯呢？人工關節會感受到疼痛嗎？

　　我們基於先前章節的內容擷取出了您可能會有的疑惑，並在此章節中提供解答。藉由這些知識，您能夠進一步透過邏輯與基礎知識領悟答案。

1 哪些活動會造成關節炎？

　　我們首先要了解關節的運作情形，並藉此釐清沒有負擔並經常活動的關節與負擔過載並經常活動的關節間的差異。兩者案例均有可能產生關節炎，但不是絕對。

▶ 無額外負擔的經常性活動

　　我們的關節若在沒有過度體重負擔的情況下有「高里程數」會如何？這個問題關乎的當然是經常性活動會用到的關節，例如馬拉松選手與長跑選手等征戰距離超過 100 公里的運動員髖關節、膝關節與足踝關節，以及機場地勤人員大量運用的肩關節與肘關節、芭蕾舞者整天全身的活動、上班族整天使用手腕操作電腦鍵盤與滑鼠、打擊樂器音樂家或鋼琴家持續不斷運用的手指、手腕與手肘。我們在此所提的都是頻繁進行的活動，亦即在沒有額外負擔的情況下經常使用特定的關節。

　　這怎麼會導致關節炎與疼痛產生呢？原因在於，這些活動都是單方向持續的，因此無法使肌肉達到平衡，使其緊繃程度不段累積與增加，而筋膜沾黏程度的增加亦會使關節活動更加困難。軟骨所承受的壓力增加會觸發身體的疼痛警訊，且由於每每活動便須與沾黏且固執的筋膜對抗，不僅肌肉所承受的負擔會增加，骨頭的使用

也會過度。因此，不完全的關節活動會使活動量過少的關節部份產生營養吸收不足的問題，不僅會影響承重能力，還會阻礙代謝，隨後便產生了發炎反應，卻沒有終止的一天，因為關節過載與磨損的問題仍舊沒有獲得解決。身體全力為發炎反應工作，而肌肉緊繃程度也持續提升。若間接影響因素在此時介入，有可能會使情況更加惡化，也有可能會使之獲得緩解。

▶ 承受額外負擔的經常性活動

現在我們就來分析承受額外負擔的關節活動案例。有些競技運動，例如摔角與賽艇或部份勞力工作，例如景觀工程人員與看護，都需要進行鏟、拉、抬等動作，而很多人都認為，關節炎對他們而言是職業傷害，但我們卻不這麼認為。我們知道，他們必須相當長的時間只單方向地活動同一個關節部位，但就算再怎麼努力，這也只會產生疼痛，並不會導致關節炎。

關節炎與關節疼痛問題於負擔過載或於運動過度時產生是沒有差別的，問題在於，不是要在沒有額外負擔的情況下增加重複運動，而是要在有額外負擔的情況下減少重複運動。然而，對於軟骨而言，兩者並沒有太大的差別，因為它的結構設計天生就是如此。

只是，關節活動的角度若不完全，肌肉與筋膜的緊繃程度也會增加。由於不平衡的緣故，便產生了我們所討論的問題，也就是關節炎與關節疼痛。過度承載會產生軟骨磨損問題，進而影響養分吸收作用。在此情形中，間接影響因素的介入只會使症狀加劇。

◎ 我們的經驗顯示，某個程度上的經常性身體負擔不會導致關節炎。

為什麼勞力工作不會導致關節炎與關節疼痛呢？

這是基因設定的問題，我們身體的肌肉與結構天生設計是完美的，只是我們不習慣去做舉重物之類的動作，才會產生肌肉疼痛，只要加以訓練便能使之強壯。這並不是問題，況且我們的身體知道自己的極限在那裡。只是我們身體的運動系統沒有辦法產生非預設的反向控制力，如於骨臼與骨窩間的彎曲活動便是如此。肌肉若對軟骨產生橫向壓力，便非其所能預見的。此因沾黏與失去彈性的筋膜所產生的反向力量有如引擎中的鏽蝕一般，都不是原本設計的結構樣貌。若你強硬與之對抗，便會產生額外的力量，而承受負擔的便是軟骨，因此促使了關節炎與關節疼痛的產生。

▶ 關節炎患者該如何擺脫疼痛？

即使關節所承受的壓力增加，其仍不算是疼痛警訊，只是因關節周遭的肌肉與筋膜沾黏與緊繃，也就是壓力增加所產生的維持平衡作用，所以身體的警訊偵測系統並不會在此情況下被增加的壓力觸發。畢竟此系統是針對運動器官傷害所設計的，其針對肌肉與筋膜之間的平衡拉力對抗並不會插手，而對此所產生的負面結果只會是關節負擔過大。

然而，關節的不平均使用則會使軟骨因受力不均而產生養分吸收不足的情形，而受壓迫的軟骨部位因此便需承擔超出預期的摩擦。間接影響因素若在此時介入，可能會使情況更加惡化，也可能會使之獲得緩解。

▶ 為什麼沒有關節炎還會疼痛？

　　關節疼痛之所以會產生，便是因為其單邊的肌肉與筋膜緊繃程度增加，並壓迫到軟骨，進而觸發疼痛警訊。我們因此可以得知，即使患者（還）沒有被確診，都或多或少有關節炎的問題。這其實很常見，因為許多人們總是愛把小病拖到大病，至少在關節炎問題上很少會有例外。或者也有可能是軟骨還沒產生劇烈到足以引起您注意的疼痛。當然，也有可能因為身體包含新陳代謝在內的整體狀態相當良好，使得軟骨在即使受到壓迫的情況下，仍能產生足夠的潤滑液。

　　肌肉與筋膜緊繃會產生疼痛，卻不一定會產生傷害。

　　此問題亦是正規醫學所質疑的，因為他們並不確定關節是否為關節炎的問題源頭。若軟骨不會疼痛，人們便認為，是關節囊中的滑液膜因摩擦而發炎才會產生疼痛。照此理論，若沒有關節炎或其他結構上的損傷，關節應不會疼痛才是。

　　若僅因關節周遭的筋膜與肌肉緊繃就導致疼痛，應有可能關節根本沒有損傷。然而，我們的論述都是基於實際的經驗，並確實能夠於短時間內擺脫關節炎，同時證明磨損軟骨中的關節炎問題。若要說疼痛是由發炎所致，也毫不可能，因為發炎是無法透過自然的方式快速擺脫的。

2 長期肢體活動不足 與關節炎有關？

　　說到「高度肢體活動不足」您會想到什麼？坐著、躺著或是站著嗎？其中牽涉的關節包含了數個小時沒有活動的部位，以及那些工作與興趣需要長時間坐著、躺著或是站著的人，亦即長時間維持同一個關節姿勢的人，例如飛行員、長途駕駛、公車司機、收銀員……等，而他們的問題都在於嚴重活動不足的關節部位。例如電腦工程師長在電腦前坐一整天，所以他們的問題就多在髖關節、膝蓋與足踝關節的活動嚴重不足，即使手腕的活動量可能很大也無濟於事。

　　別忘了，新陳代謝在活動量不足的部位都會變慢，而細胞養分的攝取當然也會不足，使得廢物產生囤積。

◎ 人體是用來活動的，過少或過度侷限的運動行為長期下來會導致疾病的產生。

▶ 肢體活動不足如何導致關節炎與關節疼痛產生？

　　那麼，關節炎又是如何受其影響的呢？關節長期未使用、未承受負擔，應該很受保護不是嗎？雖然您可能會這麼想，但事實卻是相反的，這樣對關節而言是不正常的使用。此與前面所提的情形相比，對關節不僅沒有比較好，甚至還更糟。如此一來，只有一部分

的關節經常受到擠壓，而其他的關節卻連動也不動。長時間受到擠壓的關節會因此無法吸收養分，而未經擠壓的關節則無法排出廢物。關節的活動就像是呼吸作用一樣：一吸、一吐、一吸、一吐。兩情形中的關節代謝會因此出現問題，並逐漸凋零，因為維持其作用必須依靠不斷的壓迫與釋放才行。

現在我們就來談談緊繃問題與肢體不活動的關係，而大概沒有其他因素更容易導致肌肉與筋膜緊繃及失去彈性了。最好的範例就是，當大腿肌肉長期嚴重緊縮或就坐時臀部兩側與小腿肚外側肌肉嚴重緊縮，便容易產生膝關節炎與髖關節炎。

不管我們坐著或是站著（來回小跑步等同於站著），在我們經常採取姿勢的部位就容易產生關節炎，而這絕對不只是巧合。當然，間接影響因素也可能會對關節炎與關節疼痛產生正面或負面的影響。

▶ 完全不動就等著得關節炎

如先前所述，承載過重可能會導致關節炎，卻不是絕對，但完全不動就幾乎篤定會得關節炎。所以說，若您已被診斷罹患關節炎，好好愛護您的關節，但讓它保持不動絕對不是好辦法，因為過度的保護就是破壞，不僅會破壞軟骨，還會破壞肌肉、筋膜、骨

頭，以及其他身體結構。畢竟身體是一個生生不息的系統，是由細胞組成的，它會不斷地再生與增生，而過度保護只會為您帶來關節炎。

為什麼因活動不足而產生的關節炎不會痛？

我們若活動量不足，便會產生關節炎，卻不一定會痛，這又是怎麼回事？這裡所談的關節炎當然是因活動不足所致，卻也因可能患者湊巧做了某一些動作，使得久坐或久站的問題獲得抵銷，進而達到平衡。例如當事人可能養了一隻狗，不時要蹲下幫牠補充飼料，而這個動作正好緩解了該部位的緊繃程度，進而避免了關節炎的產生。

剛好說到這裡，就讓我們先為您提供一些資訊：透過我們有效的利伯沙與布拉赫特運動，您每天只要花 15 分鐘便能擺脫多數的疼痛問題，但如以上所說的，若患者碰巧做了類似的活動而抵銷了關節活動的問題，疼痛亦不會產生。雖然只是碰巧，卻仍有效。人們會說，這是運氣問題，因為您也可能沒注意到自己的關節炎，將它拖成了嚴重的毛病。然而，您其實只需要在正確的運動上花相當少的時間，便能徹底擺脫關節炎與關節疼痛的問題。

3 關節炎與體重過重有關？

先前我們曾經說過，若進行單方向的思考，是很容易在診斷與研究上犯錯的。在此議題上也是同樣的，體重很自然地便與關節炎的形成連在了一起（程度因人而異）。有研究顯示，有肥胖症的人們罹患關節炎的機率是正常體重人們的 3 倍，而一般過胖的人們罹患關節炎的機率是正常體重人們的 2 倍。儘管如此，體重過重使關節承受過大壓力與關節炎之間的關聯是需要被進一步證實的。

肥胖者有完全不同於正常體重人們的運動習慣，因此肌肉與筋膜的反向拉力也會有所不同，這點並沒有被納入考量。盲點在於，人們尋找原因時，往往只著眼於已知的範疇，並藉其歸納出結論，但真正的原因卻被忽略了。

這個研究歸納出了一個很相當人尷尬的結論：「我有關節炎，因為我太胖了。」只是，這並不正確，患者並不需要減重便能夠擺脫關節炎，且只需不到 1 年或數個月的時間。畢竟這對於患者在精神上也是一大煎熬。我們協助過許多體重過重患者的關節炎問題，並告訴他們擺脫關節炎方法，使他們做起來並不會比正常體重的人艱辛。總而言之，體重對於關節承受壓力提升的影響並不顯著。

▶ 為什麼體重過重的人較一般人容易有關節炎與關節疼痛？

話說回來，那麼體重過重的人較一般人容易有關節炎與關節疼痛的原因到底是什麼？答案很簡單，胖的人運動量一定比一般體重的人少，而他們關節的活動角度當然也會因此受到限制了。如此一來，肌肉與筋膜的反向拉力會影響生活便一點也不會令人訝異，畢竟身上帶了額外的重量，想要動也不容易。

如果您就是體重過重的人們之一，那麼這下可以鬆一口氣了（這裡指得是關節炎與關節疼痛方面）。要擺脫關節炎與關節疼痛並非難事，但也不是要您不控制體重，畢竟瘦下來不僅在活動上會較輕鬆，對健康也有幫助。若您想減重，請參考本書所附的營養指南。此外，營養充足也能有助於減緩疼痛、擺脫關節炎、重建軟骨，並甩掉多餘的體重。這個附加效果聽起來好像還不賴。如此一來，只要您將過往的惡性循環翻轉成良性循環，便能一箭雙鵰。只要您持續朝長期擺脫關節疼痛的方向努力，並改善造成關節炎的新成代謝毛病、提供身體急需的重要養分，以協助關節及軟骨進行修復，日後便能從事更多的運動。疼痛沒了、身體更輕盈了，整體來說都比以往更健康了，彷彿換了一個人，這聽起來很誘人吧？

4 年齡會影響關節炎？

　　正規醫學總把年齡視為影響關節炎的重要影響因素，僅因為罹患關節炎的人數會隨著年齡增加。然而，我們在談及體重對於關節炎的影響時，便間接證明了年齡並不是關鍵，而是隨著年齡的增加，我們活動角度受限的關節運動量便越少，進而導致肌肉與筋膜的緊繃程度提升。

　　您已經超過 60 或 70 歲了嗎？若是，您應該知道我接下來要說什麼了。一般人都認為，年齡越大，活動起來就越辛苦，往往會感到全身的關節都生鏽了。這就是一生中關節活動角度日益受限的結果，而關節炎與關節疼痛只是表徵。

　　若您還是認為年齡是產生關節炎的因素，就看看那些有關節炎與關節疼痛問題的年輕人，以及沒有關節炎與關節疼痛問題的老人家吧。當然，有關節炎與關節疼痛問題的年輕人不在多數，但可別妄下結論，因為這樣的例外在過去幾年內不斷增加。想想看我們在一開始談及的「老年糖尿病」現象就知道。當人們花時間坐在電腦前盯著螢幕的時間越來越長，就會產生這樣的現象。若我告訴您，有約 1/3 的 8 歲兒童有背痛問題，您覺得會是什麼原因？而有 75% 的 8 年級學生有頭痛與偏頭痛的問題呢？

▶ 為什麼老年人不一定會有關節炎與關節疼痛問題？

對於老年人與中老年人不一定會有關節炎或關節疼痛的毛病該如何解釋呢？或許是這些人一輩子做過各式各樣的活動，並將單側使用的問題給抵消了。

佩特拉常常想到一些退休的體育老師都沒有關節炎與關節疼痛的問題，這些人可是一輩子都在追著孩子們跑啊。還不只是跑，甚至球類運動、競技體操與韻律體操等，這些都是他們在體育課會進行的活動。我們對此的解釋是，很有可能就是這多樣化的運動使他們關節完整活動的結果。畢竟基於正規醫學的觀點，這些體育老師由於對關節的高度使用，應該必定會得關節炎才是。

若您已經超過 70 歲且不幸得了關節炎，那麼羅蘭的母親露特便是活生生的正面例子。她會告訴您，要擺脫關節炎，就算 90 歲都不嫌晚。她在 70 歲的時候換了人工髖關節，之後便開始定期做我們的運動，現在早已擺脫關節炎與關節疼痛了。

◎ 年齡不是運動的問題，而因缺乏運動所造成的關節活動問題，隨時都可以透過運動進行改善。

5 關節炎 到底會不會痛？

　　從我們的解釋相信您能夠看出，關節炎的確可能會產生疼痛，卻也不是一定。此外，就算沒有關節炎，也有可能會有嚴重的疼痛問題，而我們接下來要談的就是正規醫學無法給出令人滿意解釋的問題。先前曾經提過，纖維肌痛與疼痛記憶、慢性疼痛都是被「發明」出來的。這些名詞在面對不確定病因或無法解釋的疼痛問題時，就會被拿出來使用。若再不行，便會被歸類為心理因素所致。真正的病因可能與正規醫學所提出的完全不同，這點我們在對於關節炎與關節疼痛問題形成的間接影響因素章節中已做過說明。

◎ 當正規醫學面對無法解釋的疼痛問題時，最後會將其歸因於心理因素。

▶ 疼痛記憶也是誤解嗎？

　　我們在這裡要向您解釋，為什麼我們認為疼痛記憶與慢性疼痛是嚴重的誤解。此問題的形成我們已經在「非關節炎的關節劇痛」章節中做過說明，但疼痛被「學習」了起來，且持續折磨患者的證據是什麼呢？對於嚴重為疼痛問題所苦的患者，腦神經已被證實會產生變化。由此便衍伸出了慢性疼痛問題：已產生變化的腦部會在身體即使無異樣的情況下釋放出疼痛訊息。

除此之外，似乎沒有其他說法能夠合理解釋，身體毫無緣由地釋放出疼痛警訊的原因，而這彷彿就是「到底是先有雞，還是先有蛋」的問題，一如正規醫學常面臨的情況。當患者感受到嚴重的疼痛時，以邏輯上來看，便是由腦中神經受到改變所引起的，否則沒有理由患者的生理結構與正常人無異，卻沒來由地產生劇烈疼痛。

　　我們同時也證明了疼痛記憶是一個誤解，但是如何做到的呢？當然是透過我們幾乎適用於所有人的療法（僅有相當少數的例外）。我們破除了所謂的慢性與非慢性疾病迷思，並得出一個結論，亦即當患者的疼痛感在數年或數 10 年後逐漸消失，腦部中的改變會逐漸回歸「正常化」。這麼說雖不精準，卻相當明瞭，就是我們解開了記憶疼痛的謎團、解決了腦中導致肌肉緊繃的所在問題。

▶ 為什麼換了人工關節還是會痛？

　　這就是我們接下來要回答的問題，因為對於人工關節與一般關節同樣會產生疼痛的疑惑，正規醫學專家並沒有辦法給出令人滿意的答案。軟骨拿掉了，也沒有骨頭磨損、軟骨磨耗與發炎問題了，疼痛為什麼還是在？

　　再重複一次先前的結論：筋膜沾黏與肌肉過度緊繃。藉此解釋患者在接受手術後依舊會感到疼痛的原因相當合理。

　　至於為什麼在接受人工關節換置手術後的初期會感受到明顯的改善，我們將會在之後做說明。

▶ 關節炎與基因有關嗎？

當我們在進行培訓時，總有成員認為關節炎會受「家族因素」影響。或許這是他們的親身經驗，或是其他親朋好友的經歷吧。只是我們對此有不同的見解，原因先前已經談過了。在談論表觀遺傳學的議題時，我們就說過，透過控制基因，我們可以掌控特定的疾病（其中包含關節炎）。

假設您有脆弱的結締組織，並知道父母有關節活動問題、受關節炎所苦，而您害怕之後會有同樣的問題，或可能已經早有預兆了，那麼您會怎麼做？該聽天由命嗎？

我們給您的建議當然是否定的。您應該為自己正在閱讀此書感到開心，接下來該做的便是實踐我們的諫言。相信我，您手上拿的這本書就是對抗關節炎的最佳利器。

假設您有一個朋友，他的家人與其他親戚都沒有關節炎或關節疼痛的問題，那麼他的基因狀態照理來說應是最理想的。然而，由於他日常活動方式的緣故（一如當今大部分的人們），最後還是得了關節炎。當然，肌肉與筋膜在當中的影響甚大。若受到正確的訓練，則此影響便是正面的：若缺乏鍛鍊，則此影響便是負面的。

第 6 章

關節炎常見的治療方式

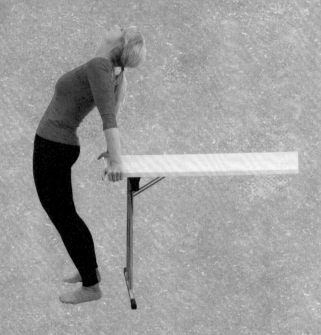

　　在此章節中，我們要接著透過先前所學到的知識看看今天常見
到對於關節炎與關節疼痛的治療方式。在了解到正規醫學的各種錯
誤理解後，我們便能有效地解決問題並將其導正。

1 正規醫學的非藥物療法

　　正規醫學的非藥物療法包含了物理治療、物理化學治療、職能治療，以及輔具協助。物理治療包含了一般運動療法、水中運動療法、矯正鞋與獨立肌肉訓練。此外，物理治療師對於關節炎與關節疼痛的理解與一般醫師無異，他們都認為這是老化的前兆，屬於正常現象。

▶ 非藥物療法能有什麼幫助？

　　關於藥物療法，許多患者都在嘗試後發現沒有顯著的效果而感到沮喪。相反地，我們許多的患者都在第一次接受過我們針對急症的整骨療法後感到明顯的改善，並對此感到相當訝異。為什麼呢？因部分的患者先前每週都要去做一次或多次的物理治療或正骨治療，效果卻相當有限。他們雖不甘心，卻也無可奈何。我們向他們證明了，疼痛程度是可以快速被舒緩的，之後只要長期接受整骨療法的治療，並持續做利伯沙與布拉赫特運動，便能夠徹底擺脫疼痛。

　　事實上，若有物理治療師或正骨治療師的協助，更能夠使我們的理念獲得落實。許多治療師在接受我們的培訓時，都說自己要是能夠跨出常規，便可注意到有能夠有效解決關節炎與關節疼痛問題的方法了。

　　至於水中運動療法或復健鞋，他們對於肌肉收縮的鍛鍊不僅無

法帶來幫助，甚至還會帶來傷害，因為眼下的運動系統已經因為高度緊繃而產生關節炎與關節疼痛了，他們只會帶來反效果，並使情況變得更糟。

物理治療方面，包含熱敷、冰敷、電療、針灸、超音波、按摩、水療及浴療都的確會達到緩解疼痛的功效，卻對腦部造成肌肉與筋膜過度緊繃的問題效果有限。或可以說，只要患者本身沒有主動進行相對應的運動，就無法發揮功效。若正確施作熱敷與按摩，其在短時間內確實有效，但作用僅在表層，更重要的是，其根本無法解決腦部造成肌肉緊繃的問題。至於看似效果良好的針灸，則對筋膜沾黏的問題幫不上忙。

◎ 部分的非藥物療法儘管能達到放鬆作用，卻無法長期改善疼痛問題。

職能治療師會為患者提供輔具，以保護關節，而其確實能減少生活中的疼痛，但也是治標不治本，無法根除產生關節炎與關節疼痛的問題。此外，包含矯正輔具、矯正鞋、助行器、固定器及鞋墊等，都只有結構上的作用，而保護與放鬆都只會使身體更虛弱，這是絕對的。關節若完全壞死，一個人便再也無法行動了，所以選擇適當的輔助方式是相當重要的。然而，大多數的人們卻在一開始就選擇了錯誤的方式，以至於放棄了戰勝關節炎且不被其限制活動的目標。

2 止痛藥的好處與壞處

　　話先說在前頭，我們認為短期內使用止痛藥是沒有問題的。應該說，是在必要的情況下，或當患者不知道他們多數時候可以不必服用止痛藥，或可以尋求我們培訓的醫師、診療師與民俗治療師的協助時。當然，還有您周遭沒有我們培訓的治療師時。簡而言之，就是在緊急情況下，且於接受物理性治療前。

　　只是，這樣的情形可能不常發生。當患者被接受正規醫學訓練的醫師診斷，認為其關節炎與關節疼痛問題是不可治癒的（且認為兩者間有緊密的關連），唯一能做的便只剩忍耐。就連醫師本身都想盡可能地減低患者的止痛藥使用量，但沒辦法，在患者來尋求我們的協助之前，只已經是他們唯一能做的了。很顯然，醫師們為患者開止痛藥是違背自己直覺的。如今，針對關節疼痛的黃金定律就是長期使用鴉片類止痛藥。

　　請回想一下我們先前針對疼痛形成所做的解釋。疼痛警訊之所以會產生，是因為在大多數案例中，關節磨損的程度超過了身體能夠自我修復的程度。而若只是把疼痛警訊壓下去，症狀當然只會變得更為嚴重。簡而言之，不管您已經服用止痛藥一陣子了，或才剛要開始，它只會使關節磨損的情形加劇。我們因此才會說，短期內服用止痛藥並沒有問題，但長期下來（尤其以年為單位計算）是完全行不通的。正規醫學觀點認為，服用止痛藥能使患者的軟骨獲得

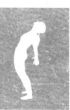

養分，並恢復行動，這點我們並無法證明。若患者只是因為習慣使用單側肌肉進行活動，那麼情況只會變得更糟。這是沒有用的，如同我們先前所說，只是服用止痛藥，並習慣了關節的摩擦，進而持續活動，那麼所產生的過大壓力只會繼續磨損軟骨。若完全不活動，則軟骨便無法獲取養分。

◎ 止痛藥在短期內確實能夠發揮作用，但長期作為治療服用是我們所不建議的。

▶ 藥物治療的第一階段

　　針對關節炎的藥物療法第一步便是使用止痛藥、鎮痛藥及消炎藥。先不論之前所提的後果，這些藥物同時也會對腸胃道與心血管循環系統產生副作用。此外，為了降低其對於腸胃道的副作用，您還需再服用胃藥，其又會產生不同的副作用。很顯然，這對於患者而言是一個能夠避免的惡性循環，畢竟關節炎與關節疼痛問題已經夠惱人了。

▶ 消炎工作的意義

　　如先前所說的，消炎在治療過程中的目的在於確保整體有機組織的完善運作，例如消除組織中的病菌、異物與細胞殘骸，並持續促進傷口癒合。然而，正規醫學對此的見解是，不能滿足此目的的發炎反應便是醫學問題，需要進行消炎治療。

　　發炎反應是為了要保護我們身體的完整性，這點毫無疑問，而其對關節而言也是最自然的方式。由此可見，關節炎因是在對關節、軟骨或是其他部位進行修復。因此，新陳代謝才會提升、體溫才會升高。此外，身體也會針對養分、壞死細胞及其他所需物質產生水分囤積，導致該部位腫脹。此時的修復作用正在正常進行中，而您卻要服用消炎藥將其強制終止？如我們先前反對論述所質疑的，這對於治療本身而言是真是有益的嗎？

　　正規醫學將在此兩難中的發炎反應定義為「無法達到目的的發炎情形」。然而，關節發炎是否能在最後達到修復目的，這些醫學專家又怎能預知呢？或許他們認為，這是因為發炎反應遲遲沒有退去的緣故。然而，我們知道，這是因為關節軟骨仍受到很大的壓迫與持續磨損。因此，我們並不該以人工手段對發炎反應進行干擾，反而應以達到身體修復為前提，對其進行協助，並終止相對應關節的磨損情形。

▶ 藥物治療的第二與第三階段

　　在關節炎治療的第二與第三階段會用以不同強度的鴉片類止痛藥，但其嚴重的副作用與高度成癮性是需特別留意的。藉其會產生便祕、噁心與疲憊感，尤其有許多患者抱怨，他們因此長期感到身體虛弱且思緒不清，而嚴重的心情低落甚至可能會導致憂鬱症。

　　有許多的止痛藥若患者長期服用，對於劑量的增加都需特別小

心。此外，一旦身體習慣了止痛藥，其功效便會日益減弱，直到最後，即使患者已服用高劑量的止痛藥，仍會感受到強烈的疼痛。有鑑於此便出現了幫浦治療，它幾乎是抑制疼痛的最後的手段。然而，疼痛是無法真正被抑制的，因為身體的警報仍舊在響。

◎許多止痛藥的服用劑量都需隨著時間增加。

▶ 軟骨重建物質

除了這些具有強烈副作用的止痛藥，還有其他被認為能夠長期發揮效果的方法，例如胺基葡萄糖或玻尿酸，其作用在於協助關節重建，並補充所需之養分，只是成效仍有爭議。我們認為，它們的確在某個程度上能夠產生作用，但前提是需同時滿足其他能協助軟骨修復的措施。若軟骨所承受的壓力問題沒有解決，其能發揮的功用當然有限，而要完成關節重建工作，就需先解決其中的磨損問題。

▶ 賀爾蒙

最後會用上的是糖皮質素，其與賀爾蒙有關，會影響身體中的許多運作程序，且能達到消炎與免疫抑制的作用。然而，發炎反應並不需要被抑制，這是我們一再強調的。藉由賀爾蒙達到減痛與恢復行動力的作用僅能持續數週，且其亦有許多副作用。為避免對軟骨造成傷害的作用，此施作通常 1 年進行 4 次，而此再次顯示了其不可依賴性。

以可體松為例（其為一常見的類固醇激素），其亦具有副作用，所以僅有少數案例能在短時間內使用。其會導致吞噬作用受到阻礙、身體中的蛋白質被消耗、容易骨質疏鬆、腦部受到損害、軟骨加速退化。對於長期使用此類藥物所帶來的副作用而言，這其實並不令人訝異。

3　一般關節手術

　　至於要保全關節的治療，則需透過關節鏡進行，其亦被稱為「關節表層修復術」或「截骨手術」。

▶ 關節鏡

　　我們就從關節鏡開始談起。一個探測頭（也就是關節鏡）會透過皮膚上所開的小孔進入關節處，藉此進行診療或進行小手術。其屬於微創手術的一種，對於關節、組織及其他有機體並不會產生太大的負擔。然而，最新的研究結果顯示，醫療保險機構認為其成效有限，以至於伴隨產生的相關醫療費用可能無法獲得補助。至於其他方式，例如關節清洗、軟骨磨平、去除增生，對於減緩疼痛與促進關節活動確實有效，但僅止於短時間內，因此並不值得投入精力。此外，我們並認為，在磨去增生部分與身體自我修復程度之間的程度拿捏必須相當謹慎。

◎ 最新的研究指出，關節鏡對於膝關節的長期成效有限。

▶ 刺激軟骨再生

　　關節鏡手術會以如鑽孔手術與微創手術的方式進行，並藉由將

骨頭鑽孔或消磨對軟骨再生細胞進行刺激，以建構新的軟骨纖維。然而，我們認為，這個新的軟骨能支撐的時間無法太久，而的確也有其他人抱持同樣的看法，認為它的強韌度與耐用度都較天生的軟骨差，而這當然是一個問題。我們的看法和先前一樣，認為骨頭的活動受限主要是由肌肉與筋膜的緊繃問題所造成的。若將此治療方式與我們的療法進行比較會出現一個有趣的結果：為達到同樣的目的，藉由相對安全的療法反而效果更顯著。

▶ 關節表層修復術

針對骨頭表面的修復工作有多種不同的方式，例如對健康側的骨頭進行消磨，以使其與過度使用的一側達到平衡，或將軟骨取出，並在將其補足養分後裝回。藉此方式的確有可能促進關節軟骨物質再生，但我們認為，要使這個新的軟骨長期存活下來，並不會再次受到磨損，還是得與我們的療法結合。

▶ 截骨手術

至於被稱為「二手關節炎」或正規醫學無法找出原因的疼痛問題，則需進行截骨手術。「二手關節炎」是由原關節骨錯位產生的壓力所導致，其於外觀上會呈現人們所說的「O 型腿」或「X 型腿」。此手術會於關節處刻出凹槽，以改變關節角度，並使該處所承受的壓力獲得減輕。

我們非常不建議患者接受這種手術，畢竟膝蓋是用來承受身體的重量。別忘了，若改變關節位置，同時也會影響到相對應肌肉與筋膜的拉扯程度。因此若只改變關節位置，很有可能會導致整個活動系統崩塌。我們曾經見過案例在接受過此改變關節活動角度的手術約 1 年後，身體狀況不進反退。這是很合理的，因為骨頭會受到

施加壓力的影響進行改變。

▶ 有嚴重關節問題的的 O 型腿能不透過外科手術獲得改善嗎？

我們對於關節炎與 O 型腿有不同的見解。曾有一名患者來找我們，而她本身就是物理治療師，卻有第四級的關節炎與嚴重的疼痛問題，也就是骨頭已經相互摩擦了。在進行完首次的治療後，我們已能將他的疼痛程度減至原先的 1/10，而她幾乎難以置信，因為她接受的正是正規醫學訓練。這名患者很高興這一切並不是夢，並相當積極且規律地持續往後的運動。她的問題每 2 到 3 個月就會復發，而我們便會對她進行協助，並能夠立刻掌控疼痛情形。令我們感到好奇的是，這種反覆發生的症狀與我們過去所見的不同，然其於疼痛期間感受到明顯的改善，因此便繼續接受相同的治療。

過了 1 年多後，她帶著激動的心情來找我們，並接著說道，她的丈夫上次和她一起去慢跑時，落後了她一大截，並在之後向她問道，知不知道自己已經沒有 O 型腿了。她對此感到開心極了，並馬上回家仔細檢查自己的雙腿，發現之前相距 11 公分的膝蓋現在已經可以靠攏了。不但她自己完全沒有發現，我們也因專注於她的疼痛治療上，完全沒有意識到這件事。儘管如此，她的 O 型腿已經不再是問題了。

對此只有一種解釋，就是每一次當她疼痛復發時，我們所進行的整骨療法能迅速緩解因腦部傳遞訊息所造成的肌肉緊繃狀態，而她持續進行的運動使筋膜網絡與其緊繃狀態逐漸正常化，使關節恢復到了正常的狀態，畢竟這才是關節原本該有的樣子。我們無法保證所有的案例都能夠進行地如此順利，但我們相信她不是例外。

◎ 整骨療法對於肌肉與關節有長遠的功效，甚至能矯正 O 型腿。

▶ 整骨療法的功效直達疼痛根源：腦部

　　整骨療法是一種能夠直達關節炎與關節疼痛根源的技術。我們能正常化肌肉緊繃的壓力狀態，並藉由將壓力施加於骨頭處達到功效。此壓力能夠改變我們所說的疼痛受器，亦即末梢神經。您可以想像成一個電燈開關，但使之連接的不是電流，而是疼痛。這個開關能夠關閉腦部下令產生的過度肌肉緊繃狀態，而在肌肉緊繃狀態正常化以後，關節所承受的壓力便會隨之減少。壓力減輕的情形會隨之傳達至腦部的感知區域，而疼痛便會因此緩解或被「關閉」。

　　不同療程對於肌肉、肌腱與筋膜的作用不同，但其中舒緩腦部所下達的肌肉緊繃命令是最直接，也是最有效的方式。舉例來說，肌膜治療師會直接針對肌肉所包覆的骨頭進行診治，但所獲得的成效只是暫時的，症狀日後還是會再度復發，因為根本原因，也就是控制疼痛的開關仍處於開啟狀態。由於我們的治療師使功效直達下達命令的腦部，更能直接地解決問題。這也說明了，為什麼患者在接受過首次的治療後便能獲得明顯的改善，並使疼痛大幅獲得緩解。當然，只要再搭配持續的運動，無疼痛的狀態便能不斷維持。疼痛狀態能持續多久，無疼痛狀態便能持續多久，由此看來，應該是一輩子。

4 人工關節

　　我們在本書的一開始便詳細地談過了人工關節，而許多醫師、物理治療師與民俗治療師都認為，這是不可避免的，因為人一定會變老，所以逃不過關節炎。然而，相信您現在已經知道，我們對此可是抱持著不同的看法。

▶ 人工關節真的能使您感到「煥然一新」嗎？

　　患者總愛稱呼它為「新的」關節，這個名稱聽起來雖然不錯，卻有缺失。人們認為換關節跟換汽車的輪軸軸承一樣，把螺絲轉下，再換上新的零件、鎖上螺絲，便大功告成了。只是，人體並不是這麼運作的，相關的影片您可以在網路上看到。如果您正在為手術做研究，那麼這些影片能協助您做正確的決定。因為原本聽起來很容易的事，可能會突然變成很嚴肅的身體結構傷害問題。

　　回歸正題：很抱歉，我們必須告訴您，沒有「新的」關節這件事。您只能努力嘗試，使人工關節或其他部份運作起來跟原本的一樣、使一個複製品盡可能地相似於本尊，至少我們是這麼認為的。或許人們認為，這個經過數百萬年來演化的關節結構或上帝的傑作能透過手術更加完善，但我們不禁想問，將一個原本有彈性的關節換成一個堅硬的金屬、人工塑料或陶瓷製品真的會比較好嗎？我們

估計是不會的，因為如此一來，任何震動都會毫無緩衝地直達軟骨，而這樣的結構怎麼可能會使關節更為放鬆？

▶ 什麼情況下該裝人工關節？

許多的關節都可以換成人工關節，例如人工髖關節、人工膝關節、人工肩關節、人工肘關節、人工踝關節、人工手指與腳趾關節等。其中的選擇性也很多，您可以選擇只換關節骨的一端，也可以兩端都換。

然而，患者應該謹慎做選擇，因為一旦換了人工關節，這個決定便是不可逆的。因此，我們一直建議患者先嘗試過所有可能，最後的選項才是人工關節。千萬別誤認為我們只是固執地反對外科手術與人工關節，不是這樣的，我們只是想確保醫師在為患者動刀前，確實了解其出於什麼樣的原因需要更換永久性的人工關節。我們的目標很務實，就是為患者找出最好的解決方法，無論正規醫學、自然療法、物理治療及整骨療法。我們唯一的考量就是為患者帶來最大的益處。

▶ 耐不了疼痛就要冒手術的風險？

　　我們現在就來談談更換人工關節的主要原因，其中有 95% 的人都是因為耐不了疼痛。如此一來，您應該明白我們為什麼不斷強調您要三思了吧？因為大部分這種疼痛都能透過我們的療法減輕過度緊繃的肌肉狀態，進而使疼痛問題獲得解決。您還記得嗎？我們先前談過，多數情況中，造成疼痛的原因並不是關節炎，而是肌肉與筋膜的過度緊繃狀態。然而，您這下不僅失去了原生關節，還沒有解決根本的疼痛問題。此外，我們也說過，就算換了人工膝關節，還是可能會和以前一樣出現疼痛，所以我們希望所有因疼痛而想換人工關節的患者至少要嘗試過一次我們的整骨療法，再評估是否有動手術的必要。

◎ 只有少數案例是真正需要更換人工關節的，動手術應該被視為最後的選擇。

▶ 一次手術，終生風險

　　大多數接受人工關節置換手術的患者都不完全明白自己到底將什麼東西放進了體內。將外來物放進體內當然是有風險的，只是常常被忽略。首當其衝的風險便是麻醉，當然現在麻醉的風險已經小了許多，但中樂透的人不也是只有幾個嗎？甚至後者的機率還更小。年長者可能會有短暫失去意識的風險，也可能進而導致肺栓塞。但若有後續需求，人工關節是可以拆除的。再來是感染風險，畢竟人工關節不是原生器官，可能會與免疫系統產生衝突。當然，其也有可能導致結締組織增生，也就是關節纖維化，其會因結疤而使活動受到限制。對於膝關節尤其可能產生滲血至筋膜網絡的情形，其會使彎曲受阻，並需耗費許多時間才能夠解決。重要的是，

許多患者在術後仍感覺到與先前同樣的疼痛。

▶ 麻醉就不會痛了嗎？

可能會有人在此抗議道：「我明明就看過有人換完人工關節都好好的啊。」這就是我們接下來要討論的話題，而您一定會感到相當驚訝。的確有部分患者在手術後感到病況好轉，甚至在初期完全不再疼痛，但別急著下定論，因為近年來接受我們培訓的外科醫師與麻醉醫師人數正在逐年增加，您知道為什麼嗎？

我們推測，是因為人工關節置換手術在許多案例中不但無法協助患者減輕或擺脫疼痛，還帶來了術後副作用，尤其手術與麻醉本身就是關鍵。

所以麻醉之後會發生什麼事？就像讓肌肉睡著一樣嗎？而過度緊繃的肌肉會產生什麼反應？會暫時消失或獲得緩解嗎？通常患者只需接受局部麻醉，但會感到緊繃所帶來的疼痛明顯獲得改善或完全消失。此外，肌肉纖維也會或多或少受到撕裂與損傷，這會使肌肉纖維與緊繃程度受到改變，進而產生緩解的效果。

然而，這樣的效果只會是暫時的，因為患者的受限活動行為仍沒有改變，所以數週或數月後，肌肉會再度緊繃，使疼痛感再次湧現。然而，仍有例外案例，因為有些患者會在術後復健中心接受協助，碰巧改善了活動行為的問題，使緊繃問題不再發生，但這僅限於有持續保持活動的少數案例。也有些患者在術後下定決定要改變活動習慣，開始進行運動，碰巧達到了運動的平衡，進而避免了疼痛的產生。大部分患者都是碰巧使自己避開疼痛的，而這也是我們的療法與利伯沙與布拉赫特運動的最終目標。

◎ 手術後能否免除疼痛取決於麻醉及肌肉與筋膜切口對於緊繃狀態的緩解
　程度。

▶ 人工關節的危害：微粒所致之中毒

　　人工關節伴隨的風險當然不僅如此，只是不廣為人知，而我們要說的也不單只是消毒的風險、安裝的困難及材料方面與手術直接相關的問題。

　　能對原生關節產生損害的問題當然也能對人工關節帶來麻煩。沒錯，這意味著，人工關節也會罹患「關節炎」。作為關節的材料會伴隨著微粒產生，而強度越大的材料，其微粒便越小。若微粒到達關節囊，其可能會促使腫瘤的形成，而其小至一定的程度便能擴散到全身，形成了重金屬殘留的問題。您只有在問題真正嚴重到一定程度時，才該冒此風險，例如髖關節骨折或因關節嚴重毀損造成的行動困難。

◎ 我們的運動對於人工關節同樣有效。

▶ 給已經裝人工關節患者的好消息

　　若您已經裝了人工關節，也別被先前所說的中毒風險給嚇壞了。您能夠將此風險最小化，而唯一要做的就是嘗試我們的整骨療法，並持續做運動，至於運動細節您都可以在此書中獲得。只要將施作力正常化，便可以降低副作用的風險。然而，要使關節能夠長久使用並不是一件容易的事，因為一旦疏忽關節的使用，便可能再度產生病發症風險。

　　裝上人工關節的患者如果成功克服困難，便能夠從此健康地生活，只是還是要防範發炎的問題，因為人工關節並不像原生關節有免疫系統的「防禦」功能。尤其是固定在骨頭的位置，因為這裡的新陳代謝較差，很容易成為病菌的培養皿。要盡量補充營養，不使免疫系統變差。

▶ 手術可以緩一緩

若手術實在必要，則請您盡量拖延動刀時間，因為人工關節平均只能使用 10 年，屆時須再更換。每次更換人工關節都會使骨質流失，更別說其往後要不斷重複進行，而首次更換的風險尤其最大。

一旦決定要動刀，建議您至少要預留 3 個月的時間給身體為手術做準備。至於怎麼準備？當然是在對應的關節施作我們設計的運動，而詳細說明您可以在本書中的實作章節中找到。藉由運動，您可以使肌肉與筋膜更有彈性，令其活動空間增加。增加其活動空間會使手術施作更輕易，因為它其實有點暴力，必要時可能還會用上板手。其間肌肉當然因為麻醉的作用是毫無知覺的，但沾黏的筋膜透過運動能夠更放鬆、更有彈性，對醫生而言當然在動手術時也較輕鬆。

▶ 關節固定術

對於關節固定術當然也是同樣的道理，您應該要在嘗試過所有方法後才下此決定。不過我們可以先給您一些鼓勵，因為若遵照我們的指示，疼痛並不是無法解決的問題，且因肌肉與筋膜緊繃所導致的骨頭改變都可能再度回到原位。就算無法回到原位，至少也不會持續惡化，因此不會再有疼痛問題。

5 其他正規療法

　　除了學院派醫學，我們還知道其他可被稱作正規療法的治療，因為他們的觀點都相同（只是我們不同意）。這些治療基於我們在本書先前章節中表明的立場而言，都還有待討論。

▶ 幹細胞：雖大有可為，卻無法單槍匹馬

　　近年來大家越來越常聽到和幹細胞研究有關的療法，但這畢竟是個新的領域，其於 2015 年才剛在德國被核准。對於我們所討論的議題，人們知道幹細胞是可以修復軟骨磨損的。當關節炎越嚴重，軟骨能被修復的程度就越不完全，因此幹細胞療法才被認為相當重要（不僅針對關節炎）。當然，其相較於人工關節換置手術的費用較低也是原因之一。

　　這樣的療法我們認為較人工關節手術帶來的傷害要小，畢竟它原本就是人體中的一部分，其源自於血液與脂肪。從脂肪中可以獲得幹細胞，而高濃度血漿不僅有助於其生長，能幫助分化與增加。此混合了血漿的幹細胞會被注射到患病的關節中。

　　然而，此療法終究不是關節炎的解答，別忘了，關節炎是因為運動差異問題所導致的，其所產生的過度緊繃狀態使肌肉與筋膜緊縮，進而對關節軟骨產生過大的壓力，同時因關節活動角度受限還伴隨了營養攝取不足的問題。同樣的問題都可能再次發生在人工關

節上，這我們先前已經談過了。可能正當你感覺到疼痛問題好多了後不久，軟骨所承受的壓力又會再次擴大，並因關節活動角度受限而產生營養攝取問題，使得修復好的關節再度回到磨損狀態。這種生物定律是無法被改變的。

▶ 透過自然的方式促進軟骨再生

有鑒於在「耗損的軟骨能夠再生嗎？」章節中所介紹荷蘭研究團隊進行的研究，以及其他我們所知道的幹細胞研究，結果均顯示，我們的身體自己便能產生足夠的幹細胞，卻沒有獲得有效的利用，原因就在於過大的壓力。首先須將關節中的壓力正常化，而我們希望能夠藉由一個自然卻功效長久的方式。透過降低關節軟骨所承受的壓力能夠減輕疼痛，藉此使患者能夠進行更大角度的關節活動。我們的運動不僅能夠促進幹細胞的產生，亦能長久地使筋膜結構恢復至健康狀態。

若您已對此明顯更輕鬆的療法產生了興趣，建議您可以盡快同時嘗試我們的整骨療法並持續地運動，以對幹細胞療法進行輔助，以免其於不久後失去功效。欲使關節狀態正常化，運動是不可少的，藉此您也多了一個透過自然方法擺脫關節炎的機會。

▶ 放鬆活動如何產生功用？

放鬆活動根據我們的解說永遠都是對疼痛有效的，且放鬆作用越有效，越能減緩疼痛。問題在於一旦日常生活中導致緊繃問題的因素出現，疼痛感便會再次湧現。我們的立場是，它作為輔助當然沒有問題，只是往往被過度美化了。尤其許多患者都是在缺乏專業醫學與生物力學知識的情況下盲目地進行，當然沒有辦法解決問題。

有趣的是，放鬆活動與其他自然療法相同，如同一個非常小的

分母，確實是有辦法緩解關節炎疼痛的，只是多數人無法從身體結構上了解能夠舒緩疼痛的緊繃緩解原因。

▶ 關節炎的整合模式

整合治療可說是疼痛治療中的黃金定律，當然也被用於關節炎治療中，只是在患者身上的成效卻不佳。一項療法若無效，就算與其他療法結合當然也不會有效。或許能夠稍微減輕疼痛，但問題依舊沒有辦法獲得解決。

若能把身心科學、運動科學、心理治療、營養諮詢、神經科、精神科、骨科、外科醫師與矯具專家集合在一起，好像就充滿了希望，然而，就您現在所擁有的知識應該知道，這個組合是無法為關節炎與關節疼痛帶來明顯幫助的。

◎ 我們認為，整合治療能帶來的幫助有限，因為透過數量並沒有辦法改變質量。

▶ 理解整合治療對於關節炎的建議

透過整合治療，您能夠獲得各種不同治療面向的綜合建議。現在就讓我們來看看推崇整合治療者所提出的特點與規範。我們會在此章節中對其作出評論，並為您帶來更多的了解，進而明白我們認為其無法達到功效的原因。

「接受並面對」：當您對於該如何減輕疼痛毫無頭緒時，這有幫助嗎？

「別再繼續偷懶了，出去走走或動動」：如果因為髖關節問題而連走路都有困難呢？

「有目的地運動能使您的身體更堅固、更有力」：拜託，千萬

別這麼做，這只會使您的肌肉緊繃程度增加，而這就是造成您關節問題的主要原因。

「轉移對於疼痛的注意力」：您想要用心理方式解決生理問題？這對解決身體疼痛有什麼幫助？

「放鬆能夠舒緩疼痛」：我們也建議您這麼做，但僅能作為輔助。放鬆確實能夠減輕疼痛程度，但對於解決疼痛問題並不是長久之計，因為它並無法解決問題的根本，也就是肌肉與筋膜的僵硬與緊繃問題。

「補充關節所需之營養」：這是個好主意，我們也建議您這麼做，但問題是，這所能帶來的具體成效為何？可惜大部分藥的主要功效都與其無關，且多以消炎為目的，進而緩解緊繃問題帶來的不適，以及提供關節修復所需之營養。然而，主要問題仍在肌肉與與筋膜的僵硬與緊繃，其對此並無法產生作用。

「把每天的進步寫在日記裡」：什麼樣的進步？如何進步？患者越不活動，疼痛便越嚴重，而白費這些力氣只會使他們更受挫。

希望您現在了解我們對於整合療法與相關療程的看法為何了，這些方法都無法對患者的根本問題進行解決。

▶ 正規療法對於關節炎與關節疼痛的肌力訓練

即使有關節炎，患者還是該進行肌力訓練嗎？不變的定律是，強化肌肉能減輕關節負擔與保護關節。然而，其中仍有誤解。原則上來說，強化肌肉是好的，肌力越強，我們應付每日的活動便越輕鬆，不管我們一天中做了什麼。同時人們也該知道，肌肉在活動時會產生肌肉激素，而訓練時會更顯著。此類賀爾蒙能夠減緩全身的發炎反應，其中當然包括關節。

該特別留意的是正規療法中的肌力訓練方式。不管使用的是機械設備還是彈力帶（其對於過度緊縮的肌肉尤其有效），都會增加緊繃程度與與減緩彈性，而此效果當然是我們所不樂見的，因為緊繃程度提升會使軟骨所承受的壓力增加。基於此原因，許多人在進行肌力訓練時，由於沒有對相對應的肌肉進行平衡，往往會產生不良的結果。關節炎與關節疼痛是現有問題，而錯誤的訓練只會使情況更糟。

　　然而，我們對於肌力訓練還是持正面態度的，因為只要您對其夠瞭解，便能減緩肌肉緊繃所帶來的影響，甚至將其避免。您也可以在訓練後額外針對肌肉緊繃問題進行相對的運動，藉此將其排除。然而，根據我們的經驗，患者往往會因為時間因素而失敗，且必備知識也不充足。我們因此建議患者不要採取正規療法的肌力訓練，而專心於我們設計的運動，之後再將兩者進行結合。

▶ 我們的運動包含了另一種無可挑剔的肌力訓練

　　在進行肌力訓練時，千萬要注意，不要使關節軟骨所承受的壓力持續提升。當然，肌力增加若能減緩生理壓力是再好不過的，而這樣的訓練確實存在，就是我們所耗時研發的「利伯沙與布拉赫特運動與滾動式筋膜按摩」，您可以在相對應的章節中找到相關資訊。

　　透過我們的運動，您可以使肌肉更強健、更有彈性。更棒的是，運動後體內的肌肉激素會顯著提升，甚至包括我們完全沒有鍛鍊的部位，這能使我們更能夠控制關節，進而真正解決「關節生鏽」的問題，您應該要為能夠一石二鳥感到高興才是。您正常化了腦中使肌肉緊繃的問題、改善了筋膜結構、產生了更多了肌肉激素與幹細胞、減輕了關節軟骨所承受的生理壓力、長久終止疼痛問題、快速擺脫了關節炎，並真正重建了關節軟骨。這真的很棒，不

是嗎？您只要每日規律且持續地進行我們的運動，便能獲得此成效。

▶ 正規療法中的脊骨按摩治療功效為何？

不管這類療法的名稱為何，手法治療的效果對於關節炎而言往往是正面的，原因在於，其對於肌肉與筋膜網絡的緊繃程度緩和往往有顯著的效果，而疼痛會在施加於關節軟骨的壓力與摩擦緩和後獲得減緩。

此類療法通常會著重在對於關節結構的效果，使緊繃程度下降。舉例來說，肌膜治療通常會著重於肌肉的緊繃結點。摩擦肌腱能使其緊繃程度產生緩和作用。羅夫療法能夠緩解筋膜造成的疼痛，而指壓透過改變體內的物理能量達到同樣的效果。相似的療法有許多，甚至還有沒有生理學理論能夠解釋的。

◎ 手法治療對於緩和緊繃程度的效果只是暫時的。

▶ 手法治療的功效無法持久

無論什麼療法，唯有效果能夠持久才能稱作有效。所以不管是手法治療或是其他療法，最重要的是能夠對關節炎與關節疼痛產生功效。然而，自然定律是，沒有任何醫師與治療師能夠僅透過（任何）療法持續地緩解關節炎與關節疼痛。這些治療僅能暫時產生影響，之後身體又會再度因運動習慣而回到原本的疼痛狀態。這些療法的成效就是如此，患者會在不同的時間間距內不斷地返回接受治療，同時也意味著，患者永遠擺脫不了治療師。我們了解這對於許多患者而言是稀鬆平常的事，但您並不必以此為目標，並能有更好的選擇，甚至能夠長久地擺脫疼痛，並使關節炎獲得治癒。

6 耗損的軟骨能夠再生嗎？

　　現在就讓我們來討論一個接受過正規醫學訓練的醫師都會給予否定答案的問題：磨損的關節軟骨能夠再生嗎？難道患者該聽天由命，放棄關節炎治癒的希望嗎？近年來，對此問題的討論聲音逐漸多元，因為推崇自然療法的醫師與治療師慢慢開始認為，軟骨再生是有可能的。

　　我們應該要先了解，為什麼受過正規醫學訓練的醫師會對此抱持否定的態度。我們認為，因為這些醫師所代表的便是正規醫學的思維，而正規醫學訓練告訴他們這是不可能的。基於此原因，他們在檢查與治療患者時，便忽略了這個可能性。這些醫師在檢查患者身體狀況時，用的是 X 光，他們透過 X 光檢查關節腔，並看見增生物及其他被視為阻礙的關節變化。同時，患者又感受到強烈的疼痛，直到某個時間點，醫師們認為沒有別的辦法了，只好建議他們更換人工關節。

　　這些醫師不認為關節腔的空間會再擴大，也不認為增生物會消失，更不認為疼痛會逐漸減緩，直到最後完全消失。為什麼呢？因為他們根本不認為使疼痛消失與使關節軟骨再生是有可能的，也因為他們認為，如果關節炎與關節疼痛患者的病況能夠自動好轉，他們就不用再去求醫了。

◎受正規醫學訓練的醫師審視病況的想法受限，他們僅透過正規醫學的思想診治患者。

▶ 看不到就不代表沒有

我們可以理解醫師與治療師對於關節軟骨再生的忽視與無能為力，因為他們有不同的見解，但他們若知道我們在首次療程便能減輕或完全解決患者的關節疼痛問題，便不會固守己見。當然，療程在此尚未結束，只是證明了疼痛生成的原因是肌肉與筋膜的過度緊繃。要長期擺脫關節炎問題，便需要持之以恆地進行利伯沙與布拉赫特運動。

正規醫學訓練使醫師們（尤其是骨科醫師）透過不同的視角埋首於診斷患者的病況，他們深信透過研讀 X 光、電腦斷層與核磁共振的結果可以找出關節炎形成的原因。

他們從未考慮正規醫學訓練以外的其他可能性，也不認為自己會因此忽略了其他的重要因素，只是日復一日地用同樣的方法診療每日醫院中成千上百的患者。

所以這些醫師到底忽略了什麼？他們「忽略」了從 X 光中看不見的肌肉與筋膜緊繃問題。這就是我們所說的，他們認為「看不見

就代表沒有」。從這些檢查結果中能見到的僅是肌肉與筋膜緊繃所導致的負面結果，而看不見的緊繃問題則被完全忽略了。

能夠理解嗎？關於肌肉緊繃的跡象實在太多了。許多接受培訓的醫師告訴我們，他們因為在手術中需要於關節間騰出空隙，有時需要順著患者的肌肉紋路將其切開，因為肌肉實在太緊了。幾乎所有這些患者在進行測試後，都在關節活動範圍表現出了「受到侷限」的問題。

我們要給予醫師們多點諒解，因為他們在醫院與診所中的看診負荷量實在太大，以至於僅能透過經驗與直覺做出判斷，無暇靜下來思考。我們曾對醫師做過關於人工關節換置手術的問卷調查，超過 8 成的醫師都希望患者能夠先接受保守治療，而非直接進行手術。

▶ 軟骨再生在大多數的案例中都是可行的

所以軟骨真的能夠再生嗎？我們可以直接了當地給予您肯定的答案，更可以說，否定的答案甚至與生物醫學理論相違背，因為身體中的所有部位都能夠再生。不過，這當然是有極限的，例如在意外中破壞或撕斷了的肌肉組織。儘管如此，關節一旦受到毀損，再生的機率就算有，也得持續相當長的時間，且必須耗費龐大的精力。比這再更嚴重的的案例可能就得祈禱奇蹟出現了。

對於類似關節間空隙增加的討論與研究從過去到現在都是充滿爭議的，幾年前才有研究顯示，幹細胞（亦即所謂的先驅細胞）在一段時間後就會轉換成軟骨細胞，卻會在某個時間點終止。我們猜測，其中的原因與身體因關節炎而停止進行軟骨再生是相同的。您了解我們的意思了吧？沒錯，就是因為壓力施加於在吸收養分時必要，卻無法進行活動的關節軟骨。

◎ 幹細胞會因過大的壓力而中止再生活動

▶ 一則具有說服力的荷蘭研究

我們要感謝講求實際的荷蘭科學家，他們終結了這個爭論已久的討論。烏特勒支大學的醫學中心於 2011 年證實了，受損的關節確實可能再生。顯然那些醫師們的想法和我們相同，因為他們想出了一個方法，進而透過外力緩和受損軟骨處的關節炎。接受測試之患者在膝關節都有嚴重到幾乎難以忍受的關節炎與關節疼痛問題（20% 的關節部位都已完全磨蝕）。

這些患者在大腿與小腿處會被植入 1 支以 8 支金屬條構成的支架，藉以將膝關節在 2 個月內撐開約 5 公釐的間距。您在此期間可以正常行走，而輕巧的支架會隨著運動的頻率在關節縫處產生波動。透過關節放鬆與壓力減輕確實能夠刺激關節再生，並於此短時間內進行新關節軟骨的重建。此外，疼痛程度亦能獲得明顯的改善，甚至能將其完全擺脫。

在荷蘭科學家提出此理論後，醫界當然產生了強烈的反彈並提出反駁。然而，仍有患者在接受治療後 1 年仍未完全擺脫疼痛，但核磁共振的結果顯示，膝蓋中的軟骨確實有持續在生長。儘管如此，醫界仍就抱持著懷疑的態度，直到 2016 年的更新資料發布後，他們才逐漸開始接受。經由測量，患者的關節軟骨厚度在接受了 2 個月的治療後確實有增加，甚至還厚於接受治療前的狀態。讓我們給這些荷蘭醫師們一點掌聲吧，終於有人第一次成功地透過事實終止這項爭論了。

◎ 荷蘭研究指出，關節軟骨確實可能再生。

▶ 軟骨如何再生？

研究指出，軟骨再生能夠透過 2 種方式進行。第 1 種是幹細胞（亦即所謂的先驅細胞），它們會從脊椎游動至軟骨附近，以促使該軟骨再生。第 2 種則是從磨損軟骨的周邊區域進行，就像一排房子被摧毀了，重建工作會沿線進行。

然而，此研究結果仍無法使正規醫學支持者完全信服。即使結果顯而易見，仍有反對者認為，關節再生是不可能的。主要原因在於，他們不認為軟骨的自我再生有獲得證實。儘管幹細胞游動至軟骨附近已被證明，但他們仍不相信幹細胞能夠自動促進軟骨再生，因為單憑幹細胞是無法使軟骨再生的。這些人缺乏一個觀念，亦即修復活動之所以遲遲沒有進展，是因為關節軟骨所承受了過大的壓力所致。在排除此問題前，修復工作是無法正常進行的。

▶ 若符合先決條件，軟骨便能再生

那麼我們的運動療程到底能夠扮演什麼樣的角色？您可以放心，它絕對值得你投入時間與精力。若擺脫疼痛的目標仍無法提供給您足夠的動力，那麼擺在眼前的磨損關節再生可能性應該可以。想想看，只要僅僅 8 週的時間便能緩解關節軟骨所承受的過大壓力，並使軟骨進行再生。

當然，裝上荷蘭科學家所說的那種金屬支架並不會相當舒服，且會產生發炎反應。別不用擔心，要解決這些反應不但不用動刀，甚至還相當簡單，您能想像嗎？他們解決壓力的問題就是直接將負重提起來，真是太天才了。如此一來，新生成的關節軟骨便不再會受到破壞了，真是一個好主意。

▶ 用利伯沙與布拉赫特運動取代金屬支架與開刀

想必您已經曉得在此將提及的解決方法是什麼了。沒錯，就是我們的運動，因為它就是能使您的關節獲得長期放鬆，並能確實舒緩受到壓迫的軟骨。對於其增加關節間空隙的功效，我們先前已經提出了證明。我們曾對 10 組進行膝關節緊繃程度正常化實驗的受測對象進行大腿與小腿間關節空隙的測量，而結果顯示，在進行完首次療程後，間距平均增加了 2 公釐。

這個結果展現出了不同的可能性。您可以想像，若在專業人員的指導下長期進行此釋放關節壓力的運動會有什麼樣的結果。軟骨可能會回復到以往的厚度，並進行生理平衡調整，接著您就達到目標了：長期擺脫關節炎與關節疼痛。前提是，您也必須長期且規律地進行運動。

對於關節如何再生的爭論終於能夠有一個好的結果了。所有能對患者產生益處的療法都該投入，並使其廣為人知。畢竟終止疼痛就是所有患者的心願。

還有一件事要請您注意，就是本身要有足夠的幹細胞能夠進行支配使用。我們該填入關節的是自身細胞，而不是脂肪類的物質。

▶ 荷蘭研究中擺脫疼痛的方法

該怎麼解釋荷蘭醫師幫助患者減輕疼痛或擺脫疼痛的方法呢？若你問他們，他們大概會說：「當然是重建軟骨啊。」但我們知道，能做的只有間接幫助軟骨表面再生。依據我們的理論，將關節相互拉開會對其週遭的肌肉與筋膜產生連帶影響（就是那 5 公釐的距離）。因為它們圍繞在關節周遭，並一天 24 小時，並持續 8 週維持拉長的狀態。然而，只減輕肌肉與筋膜的緊繃程度並不足以滿足所有軟骨重建的條件，腦中針對關節炎所發出的疼痛警訊也必須同

時停止才行。

　　身為讀者的您看出端倪了嗎？沒錯，當肌肉拉長的狀態恢復後，患者日復一日活動的惡習若未改變，還是會回到產生關節炎的起點。然而，我們的運動就不是這麼一回事了，您不用動手術、不用裝金屬支架，也不用承受發炎之苦，卻能夠達到同樣的功效。

＊ ＊ ＊

　　您的關節炎與關節疼痛問題是從個人運動習慣產生的，我們的運動就讓您從這裡來改變它，藉此找回過往無法活動的關節角度，如此一來，腦中對於活動的程式運作便正常化了，而筋膜也能變得更有彈性。唯有藉此方法能夠長久擺脫關節炎與關節疼痛問題。

　　還沒完，您還可以讓您的身體做到更好。在下個章節中，我們將告訴您，如何能透過間接影響因素改善關節炎與關節疼痛問題。

第 **7** 章

軟骨再生這樣做

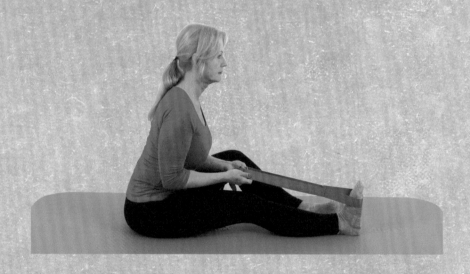

現在就讓我們來介紹實用自我救助的第一部份。我們將在此章節中告訴您關於不同間接影響因素的功用，而您可以在其中找出適用於自己的可能性，並付諸行動。對於改善您的健康狀態幫助最大的便是自身營養的攝取，此外還有環境因素與心理因素。各種關鍵因素齊下便能使您感到身體更輕盈，進行軟骨再生也會更容易。此外，由於關節囊逐漸獲得放鬆，您所感受到的疼痛也會逐漸得到緩解，活動起來也更容易。

1 從營養著手
對抗關節炎與關節疼痛

我們在先前的章節中已經解釋過，間接因素（包含營養、環境、心裡）是如何對關節疼痛產生負面影響的。會對身體產生負面影響的事物亦會造成肌肉緊繃，而其後果您應該已經知道了。相反的，放鬆則會產生正面影響。

營養補充能夠緩解發炎反應，並舒緩緊繃與疼痛程度。美國記者麥可・波蘭曾針對營養攝取說過一句簡而有力的話：「吃新鮮、吃蔬菜、不吃多。」他說得真是太對了。

▶ 請尤其避免動物類製品與糖分

許多發炎反應都是因過酸化營養攝取所導致或促成的，其中有很大一部分是因為肉類的緣故。一種被稱為花生四烯酸的脂肪酸僅存在於肉類之中，其會促使身體產生易導致發炎反應的物質。此外，肉類中的硫磺氨基酸也會使身體中的組織過酸化。如此一來，細胞間的結締組織與水分的連結會變差，而養分供給與廢物代謝作用也會受到負面影響。當然，肉類含有易導致發炎反應的 Omega-6 脂肪酸量是遠高於植物的。這種營養供給短缺與發炎的反應會造成肌肉緊繃與疼痛的產生。

考慮到關節炎與關節疼痛，您應該要減少攝取動物類製品，當中包含奶類與奶製品。這會對您的身體緊繃程度緩解產生正面的影

響，並對相對應的關節運動提供額外的支持。藉此方式，您長期下來便能夠朝擺脫疼痛更近一步。

請您減少動物性蛋白的攝取，亦即肉類、魚類、禽鳥類、蛋類，以及所有的乳製品，例如凝乳、起司、優格。此外，請用蔬食抹醬取代香腸、火腿、起司、凝乳，畢竟這類食品的選擇也相當多。至於肉類、魚類、蛋類您可以藉由豆類取代，這類食品的選擇也不少。要改變當前的營養攝取習慣，您可以一個接一個來，最後亦能達到完全的正向改變。

精緻糖也請您從添加物選項中刪除，因為它會使筋膜脆弱化並失去彈性。對此，您可以透過甜菊取代。這種植物萃取物的甜度比糖分高 300 倍，卻一點熱量也沒有。

▶ 增加健康營養攝取的意識

我們尤其建議您在面對關節炎與關節疼痛問題時，該食用新鮮的蔬食。對健康的人而言，一天中有 5% 的飲食補充來自於動物類製品是沒有問題的。然而，對於身體已出現健康警訊的人而言，例如現在我們所談的關節炎，蛋白質的攝取量越少，病徵便越明顯。藉此，您不僅能使身體變得更輕盈，亦能使修復作用更快速、更有效。若您真的無法不吃肉類，也不必擔心，只要減少對動物性蛋白

的攝取，您也能感受到改善。只要依照這個飲食方針，您的關節與身體健康就會逐漸獲得改善。給自己一點時間投入，並實際感受一下成果。

◎ 新鮮的蔬食應該要占您飲食攝取來源的大部分，只要按部就班進行，便能朝擺脫疼痛更近一步。

您不需要一次大刀闊斧地進行改變，一步一步來就好。例如您的飲食攝取若有 60% 來自於動物性製品，減少至 50% 就是有進步了。接下來再減至 40%，只要持之以恆地進行就可以了。不管您的飲食攝取狀況為何，只要有改善，便能幫助您日復一日感受到成果。您可以為自己未來的蔬食攝取量訂定一個目標，並依照自己的習慣逐步調整進行。一個新的飲食計畫，您可能需要花幾週或幾個月的時間習慣，接著您可以再思考要如何調整與繼續進行。透過飲食攝取來減緩關節疼痛的好處是，其他健康方面亦能夠同時受益。您能夠藉此避免許多現代文明病，或至少能夠降低罹患疾病的機率。

◎ 我們列出了不同的建議，您可以試試看哪一個才是適合自己的。期待您有一個新的飲食體驗。

▶ 能夠減緩疼痛與發炎反應，同時協助軟骨修復的食物

以下所列出的食物某種程度上均有消炎與止痛的效果，並還含有能夠幫助或促進軟骨再生的成分。您可以將以下能夠抗關節炎的特殊食物與其他日常所需之基本食材結合，如糙米、小米、五穀米、莧屬及藜麥。至於蛋白質來源，我們則推薦您豆類。您自動物製品中所攝取的蛋白質越少，豆類就越重要。

- 所有的蔬菜，尤其是洋蔥、番茄、紅蘿蔔、白蘿蔔、花椰菜、山葵、小黃瓜、西葫蘆、蘆筍、菠菜、韭蔥、甜菜、青豆、地瓜、不削皮的馬鈴薯，以及所有的包菜類蔬菜。
- 所有種類的菜苗，尤其是花椰菜苗。
- 所有種類的萵苣，尤其是啤酒花。
- 所有種類的水果，尤其是芒果、木瓜、鳳梨、蜜桃、紫葡萄、紅櫻桃、李子、蘋果、檸檬。
- 莓果，尤其是草莓、蔓越子、藍莓、黑莓。
- 香料，尤其是薑黃、生薑、肉桂、辣椒。
- 草本植物，尤其是新鮮或自冬天冷藏的迷迭香、鼠尾草、羅勒、歐芹、牛至、小蔥、百里香、獨活草、香菜、蒔蘿。
- 所有的野菜類。
- 所有的堅果類，尤其是腰果、胡桃、榛果、花生、杏仁。
- 所有的菇類，尤其是牛肝菌。
- 所有的種子，尤其是葵瓜子、亞麻子、芝麻、大麻籽、罌粟籽。
- 穀物，尤其是麥片、二粒小麥、燕麥、黑穀米，注意：請避開小麥與黑麥。
- 植物萃取物，尤其是玫瑰果、匐匍風鈴草、松樹皮萃取物、白柳皮提取物、問荊、蕁麻。
- 可可（百分之百黑巧克力）、芥末、山葵。
- 肉類製品（只有當您戒不掉的時候）：鯡魚類。

　　您可以盡量透過上述食物攝取營養，而食材越新鮮、經越少道烹煮、越少冷凍與工業加工，便越理想。然而，仍有例外，例如番茄中的茄紅素，亦即一種高濃度抗氧化劑，便要再加熱烹煮後才會釋放出來，它也是最主要的抗發炎反應來源之一。番茄趁新鮮生吃

也有好處，因為其中豐富的維他命，例如維他命 B 與維他命 C，便會在烹煮過程中流失。此外，別忘了每天要喝 2 至 3 公升的開水或綠茶，並在一天中平均分攤。如此一來，身體所需之流質與水分才能夠獲得補充。

若您還想額外提升幹細胞的活性與再生工作，則可以選擇定期斷食。它能為健康所帶來的好處相信有許多人已經耳聞過了。斷食期間，幹細胞的活性會增加，甚至還能消滅更多的癌細胞。當胃中淨空時，被稱為 Sirtuin 基因的去乙醯化酶活性能獲得提升，您能藉此修復身體中的細胞。若您認為長時間的禁食很困難，則可以選擇僅在每天的中午 12 點到晚上 8 點間進食。

當您對營養議題產生強烈反應

您對於自己為健康攝取與轉換議題產生劇烈的反應感到訝異嗎？那麼以下提供給您的資訊或許能夠帶來一些幫助：我們對於自己與母親之間的連結總是會特別敏感，而飲食習慣就與此有關。會質疑自己的營養攝取習慣，並想要極端改變、認為自己一定要這麼做的人，則已陷入了一種自己不自知的矛盾之中。改變飲食習慣某種程度上就是要斷開與母親之間的關聯，而斷開與母親相似的飲食習慣會使某些人產生強烈的情緒反應。然而，我們在這裡講求的是知識，若您了解當中的原因，或許能夠感到更輕鬆、更自在。

▶ 發酵是驅動機

我們要在這裡提倡一下發酵的東西。對於這種一開始作為防腐作用的製程，當今有了新的發現，而且是好的發現。發酵過的蔬菜

不僅能夠長時間保存，更含有多種我們談論過所需要的功效。發酵過的蔬菜對於健康的益處在許多文化中早已存在百年，但食品工業的加工製成卻拋棄了它。

　　發酵蔬菜包含了多種人體所需之養分與活菌，這對於腸道菌群與免疫系統的強化是相當有益的。雖然有許多種類的蔬菜都可以進行發酵，但因我們主要在此談論的是減痛與消炎功效，所以涉及其中的只有特定類別的蔬菜。

能促進軟骨再生的物質

　　透過營養攝取調整，甚至還能在細胞分子矯正醫學上提供貢獻，進而為身體投入大量所需之營養成分。我們會建議關節炎患者，至少要花 1 年的時間嘗試透過前述的高營養補充方法進行調整，並期待成效。

　　胺基葡萄糖是軟骨中建構糖蛋白網絡的重要成分，同時能活化軟骨細胞生長，進而達到消炎與促進關節周遭新陳代謝的作用。

　　MSM（二甲基碸）是一種有機硫化合物，它有抗發炎與抗氧化的功用，同時能減緩筋膜所受到的損害。此外，它也能作為止痛藥，並能減少會傷害關節的酵素。

　　玻尿酸是對於整體筋膜網絡而言是相當重要的成分，與彈力蛋白及膠原蛋白同樣重要。其能促進與水分的連結，並潤滑筋膜表面。玻尿酸在纖維組織中為重要的彈力供給來源，並能促進細胞外網絡與身體細胞的物質交換。

　　矽酸，也就是廣為人知的矽，能夠促進結締組織中的彈力蛋白與膠原蛋白再生。彈力蛋白能使結締組織富有彈性，而膠原蛋白能鞏固其結構。若缺少矽，細胞的養分供給會因其失去彈性而產生問題，並使解毒功效受到影響。

　　鋅有抗發炎與促進細胞再生的作用，同時能協助膠原蛋白與彈力蛋白的生成。

細胞溶解素對關節重建與整體筋膜結構而言為一重要的氨基酸。

維他命 C 有重要的抗氧化功效，其對於膠原蛋白的組成而言無庸置疑是相當重要的。

維他命 D 不只是一種維他命，也是一種所有細胞都需要的激素。不只骨頭生長需要它，連腦部與免疫系統都需要它。除此之外，維他命 D 還有抗發炎的功效。

▶ 針對擺脫關節疼痛與膝蓋健康的特級營養補充品

佩特拉研究營養醫學與細胞分子矯正醫學超過 30 年的時間，並專精於此。在過去數 10 年來，人們對於營養學的了解也飛快地成長。我們營養攝取中的微量營養素相較先前已大量減少，因為農地過勞及農產品收成、儲存、加工等因素，使得食物中的營養流失。所造成的結果佩特拉可以在她每天診治的患者身上看見，亦即容易生病、營養不足，以及特定的關節炎與慢性疼痛問題。

她發現，儘管人們攝取的營養不足，身體由於如環境因素、缺乏運動及壓力問題，對營養的需求卻會增加。當人們開始給幼童餵食自己確信為高營養價值的嬰兒食品，他們便開始產生對於營養補充品的接受度。然而營養補充品的配方年復一年地不斷改良，我們當今所擁有的已經是特級營養補充品了，其正好完美地結合了我們身體對於諸如疼痛、過酸化作用、發炎反應及關節炎發展所需之條件，因為越是將多種豐富營養素結合，越無法其使各自發揮作用。

若您對於營養攝取調整沒有興趣，至少能夠限制會產生負面效果的飲食習慣，並補充真正身體所需之營養，而方式當然就是正確地進行營養攝取，並定期且適量地補充營養品。

◎當今的營養補充品多具有高營養價值，然其畢竟為「補充品」，並無法取代正常的營養攝取。

▶ 對抗關節疼痛與關節炎的食譜

　　基本上，您可以依照自己的飲食習慣盡情地組合先前所述之食材，但佩特拉還是為抗關節炎食譜做了個範例，以表示對您的支持與激勵。您可以依照自己的口味與心情做調整，也可以將不同的蔬菜與水果種類依照飲食習慣與季節做變化，進而創作出屬於自己的食譜。請您盡可能地使用當地與當季隨手可得的食材，並請謹記在心：新鮮與天然才是好的，這些食物絕對能對得起它們的價格。您不僅能獲得更多的營養價值，更重要的是，其中的農藥含量也較少（尤其是蔬菜），當然對健康大有益處。

　　唯有食用新鮮的食材，才能減輕身體的負擔，但也請您循序漸進，才不會一下因為給自己過大的負擔，而失去了持續進行的動力。若您喜歡追求刺激、喜歡一下子將所有的方法採納，那麼我們建議您給自己一個實驗期，並設一個期限，例如 4 週，看看自己的接受度為何、看看這個方法適不適合自己。

　　為了減輕關節炎與關節疼痛的負擔，進行運動是非常重要的，畢竟它才是主角。而營養層面、心理層面、環境層面的協助則需要時間。請給您給自己一些時間，看看成效為何。

◎給自己一點時間進行嘗試，看看所提及的食材中有哪些是符合自己飲食習慣的，並試著透過不同的方式進行烹煮，以找出自己最喜歡的方式。

食譜

粥　飲品

---

1 抗關節炎麥片粥

● **材料（1~2 份）：**

麥片……8 湯匙　　　　　　　椰糖或楓糖……1～2 湯匙

肉桂……少量　　　　　　　　草莓……100g

鹽……少量　　　　　　　　　覆盆子……100g

薄荷葉……5～8 片　　　　　　藍莓……100g

檸檬汁或柳橙汁……2 湯匙　　　奇亞籽……2 茶匙

● **作法：**

① 將麥片加入已放入鹽與肉桂的 400ml 水中，並蓋上鍋蓋悶煮。

② 切碎薄荷葉，並將各種梅子洗淨。

③ 將果汁、糖、薄荷碎葉放入麥片中攪拌。將麥片粥盛入碗中，再酌量加入梅子與奇亞籽。

2 抗關節濃湯

● **材料（2 份）：**

紅洋蔥……1 顆　　　　　　　薑黃……1 茶匙

蒜瓣……1 片　　　　　　　　咖哩……1 茶匙

生薑……1 塊（約 4 公分）　　黑胡椒或紅椒（隨個人喜好）

紅蘿蔔……500g　　　　　　　豆蔻……少許

椰子油……1 茶匙　　　　　　柳橙汁……1 顆

蔬菜湯底……750ml　　　　　香菜……1/2 把

● **作法：**

① 將洋蔥、大蒜、生薑去皮並切碎；將紅蘿蔔洗淨後切丁。

② 將可可油倒入鍋中加熱，再將洋蔥、大蒜、生薑放入蒸煮。接著加入紅蘿蔔，並拌炒 3 分鐘。加入湯底，並煮 15 分鐘。

③ 用攪拌器將鍋中材料打碎後，再加入調味料與柳橙汁。最後將切碎的香菜撒入湯中。

3 抗關節炎冰沙

● **材料（2 人份）：**

蘋果⋯⋯1 個	去芯蜜棗⋯⋯2 顆
熟芒果⋯⋯1 個	亞麻籽、大麻籽，或奇亞籽⋯⋯
綠色菜葉	2 湯匙
（嫩菠菜、礦工生菜、芝麻菜、	肉桂⋯⋯少量
綜合野菜：問荊、蕁麻、羊角	檸檬汁⋯⋯半顆
芹、薄荷⋯⋯等。）⋯⋯80g	水或冰綠茶⋯⋯150～200ml
歐芹或香菜⋯⋯1 把	

● **作法：**

① 將蘋果清洗後去籽；將芒果削皮後切塊；將綠色菜葉洗乾淨後拭乾。

② 將全部的材料放進攪拌機中，均勻打散後即可食用。

4 抗關節炎茶

● **材料（1 人份）：**

生薑⋯⋯1 塊（約 3 公分）	現磨胡椒⋯⋯少量
薑黃⋯⋯1 茶匙	蜂蜜⋯⋯2 茶匙
卡宴辣椒⋯⋯少量	檸檬⋯⋯1 顆

● **作法：**

① 將生薑磨成絲，並裝進盛有熱水的杯中。接著加入薑黃、卡宴辣椒、黑胡椒，並充分攪拌。

② 加入蜂蜜，並調整至適合飲用之溫度（同時持續攪拌）。

③ 將檸檬榨汁，並將其加入熱茶中。

蔬菜

1 抗關節炎沙拉

● **材料（2 人份）：**

小的大白菜……1 棵　　　　巴西堅果……2 顆
蘋果……2 個　　　　　　　野菜……1 把
杏仁……10 顆　　　　　　　藍莓……50g

● **醬料部分：**

鹽……1/2 茶匙　　　　　　義大利香醋……1 湯匙
中辣芥末……1 茶匙　　　　黃豆乳……3 湯匙
檸檬汁……1 顆

● **作法：**

① 將大白菜洗淨並切成細絲；將蘋果去籽且切塊；將杏仁切碎；將野菜洗淨並切碎。將全部的材料放入碗中後，再放入藍莓。

② 將製作醬料的材料充分攪拌，均勻地淋在沙拉上。攪拌後即可上桌。

2 抗關節炎炒蔬菜

● **材料（2 人份）：**

紅洋蔥……1 顆　　　　　　壺底醬油……1 湯匙

蒜瓣……2 片　　　　　　　墨角蘭、百里香、牛至葉（生的

紅椒……1 小根　　　　　　或熟的皆可）……各 1 湯匙

西葫蘆……1 根　　　　　　薑黃……1/2 茶匙

茴香……2 個　　　　　　　黑胡椒……適量

熟番茄……4 顆　　　　　　杏仁醬……1 湯匙

椰子油……2 茶匙　　　　　豆芽……1 把

蔬菜湯底……200ml

● **作法：**

① 先將洋蔥與大蒜剝皮，並將紅椒洗淨後切碎。將西葫蘆、茴香、熟番
茄洗淨後切丁。

② 將椰子油倒入鍋中加熱，再放入洋蔥、大蒜、紅椒拌炒。將茴香與湯
底倒入，並煮 3 分鐘。放入西葫蘆、番茄，以及剩下的湯底與壺底
醬油、葉菜、薑黃、醬油，並以小火烹煮 15 至 20 分鐘。

③ 加入杏仁醬，並在上桌前灑入豆芽。

④ 搭配麵線、帶皮馬鈴薯，或將其加入都相當適合。

3 抗關節炎焗蔬菜

● **材料（兩人份）：**

花椰菜……500g　　　　　　紅椒……1 小根

蠟質馬鈴薯……500g　　　　椰子油……1/2 茶匙

紅洋蔥……1 顆　　　　　　扁桃漿……450ml

蒜瓣……2 片　　　　　　　蔬菜湯底……1 茶匙

孜然……1 茶匙	黑胡椒……適量
薑黃……1 茶匙	米粉……適量
咖哩……1 茶匙	蒔蘿、歐芹或芫荽……半把
鹽……1/2 茶匙	萊姆……1 顆

● **作法：**

① 洗淨花椰菜，並在切小塊後放入水中氽燙 3 分鐘。刷乾淨馬鈴薯，並在煮熟後切成片狀。

② 將洋蔥與大蒜去皮，並將辣椒洗淨後切碎。將椰子油倒入鍋中加熱，再將洋蔥、大蒜與紅椒放入拌炒。放入扁桃漿、蔬菜湯底、孜然、薑黃、咖哩、鹽，以及胡椒。接著放入米粉勾芡。

③ 將花椰菜與馬鈴薯放入烤盆，並淋上醬汁，接著放入烤箱中以 180 度烤約 20 分鐘。

④ 將葉菜切碎，並灑在已烤好的蔬菜上。接著將萊姆切對半後擠入即可上桌。

4 抗關節炎醃蔬菜總匯

● **材料：**

蔬菜（如羽衣甘藍、包心菜、子甘藍、大白菜、紅蘿蔔、茴香、紅洋蔥）……3 公斤	小紅椒……1 個
	新鮮辣根……25g
	月桂葉……3 片
大蒜瓣……2 片	海鹽……60g

● **作法：**

① 將蔬菜洗淨後，把 3 到 4 片的白菜菜葉擺在一旁，並將剩下的切碎。

② 將洋蔥、大蒜、辣根、紅椒去皮後切碎或切絲，再加進蔬菜中。最後加進月桂葉與海鹽，並充分攪拌（最好能戴上手套用手）。

③ 將攪拌完的蔬菜總匯盛至玻璃碗或大鍋中，並用力壓緊。接著鋪上白菜菜葉，再用一塊石頭壓住。如此一來應該會出一些水，那就是被從蔬菜中擠出來的，請不要將它倒掉。

④ 將鍋子用一塊布或一個盤子蓋住，但不要封死，因為要讓逐漸散發出的乳酸菌與氣體散去。

⑤ 將鍋子在常溫下靜置 10 天，之後就可以將發酵的蔬菜放進冰箱保存了。5 天後，您就可以享用第一批做好的醃蔬菜了。

5 抗關節炎豆腐

● **材料（1 人份）：**

亞麻油……2 茶匙　　　　　辣椒粉……少許

豆腐……125g　　　　　　黑胡椒……少許

中等大小的生薑……1 塊　　蜂蜜……1 湯匙

薑黃……1 茶匙　　　　　　蒔蘿與香芹……1 湯匙

肉桂……1/2 茶匙

● **作法：**

① 將亞麻油用攪拌棒與豆腐攪拌在一塊。

② 將生薑去皮後切碎，與薑黃、肉桂、辣椒粉、黑胡椒與蜂蜜一起加進豆腐中，並充分攪拌，最後再撒上蒔蘿與香芹。

③ 豆腐可以直接用湯匙吃，也可以作為抹醬使用。

點心

1 夾心巧克力

● **材料（20 人份）：**

杏仁……60g

椰絲……90g

去芯蜜棗……2 顆

杏仁醬……100g

楓糖……1 湯匙

可可粉……1 湯匙

鹽……1 撮

薑黃……1 撮

香草粉……1/2 茶匙

● **作法：**

① 將杏仁、椰絲、蜜棗盡可能打碎在一起。

② 將其與剩下的材料混合在一起，並揉成球狀，之後放入冰箱。

2 抗關節炎麵包

● **材料（1 人份）：**

燕麥……150g

葵花籽或南瓜籽……135g

剛碎好的亞麻子……90g

篩選過的堅果……60g

巴西堅果……2 顆

奇亞籽……2 湯匙

洋車前子殼粉……4 湯匙

海鹽……1/2 茶匙

楓糖1/2 湯匙或椰糖 1 茶匙

● **作法：**

① 將所有材料放入裝有 350～400ml 水的碗中，並取一定的量出來進行揉捏。當然，如果有揉麵機輔助會更方便。

② 將麵團放入鋪有烘培紙之容器。您若願意，可以讓麵團先靜置 1 個晚上。將其用烤箱以 180 度烤 1 個鐘頭。

2 從心理著手
對抗關節炎與關節疼痛

接著我們要討論的是近幾年相當具有爭議性的話題，亦即心理因素對於生理健康狀況的影響。從我們的角度看來，心理因素當然是會對關節的疼痛問題與修復作用產生影響的。我們將其視為談論此議題的動機，並保證會進一步為您解惑。加上我們先前也曾向保證，會在之後向您解釋基因在健康問題中扮演的角色與藉其避開疾病的方式。

透過表觀遺傳學看來，很明顯地，營養的正確攝取、有益的運動及健康的心理狀態都是重要的影響因素，卻並不是全部。表觀遺傳學基本上顯示出，心理神經免疫科學所證實的效果亦能透過表觀遺傳學呈現（亦即正向的心理狀態能夠強化免疫系統）。正向心理狀態能夠啟動好的基因開關，並關閉壞的基因開關，而其更進一步指出了更詳細的基因開關控制方式，例如與本書有關的議題：克服疼痛、停止過酸化作用、消炎作用。您唯有將本書中相對應的圖示內化，例如促使關節修復所需之幹細胞產生，或透過不斷地閱讀本書，使內容逐漸轉為自己堅定的思想，諸如此類的心理練習才能夠助療程一臂之力。

接下來談談我們先前所答應的另一件事。我們先前談過端粒，而人們知道，在特定情況下甚至能將它們延展。這意味著，我們能延長細胞的壽命，但該怎麼做呢？沒錯，當然是要對開關產生正向

影響：營養的正確攝取、有益的運動，以及穩定的心理狀態。當然，不然還能是什麼？

◎ 良好的環境、穩定的心理狀態，以及良好的營養攝取不是對健康的保證，卻是獲得健康的條件。

▶ 什麼樣的心理狀態能減輕疼痛？

老話一句：快樂為健康之本。不管是對於您的私人生活、伴侶互動或生活品質，抑或是對於同事、員工、工作，甚至工作的意義，您都該盡可能地使自己感到快樂。當然，在過程中免不了會感到壓力、壓抑、氣憤，而這些情緒會使身起產生武裝，且隨著情緒反覆進行，而對於關節就是如此：短期的過載負擔完全是可以承受的，它可以被修復作用彌補，且不會導致任何疼痛或關節炎問題，問題在於使關節長期處於負擔過載的情況。對於心理狀態也是同樣的，關鍵在於長時間處於負面壓力過的情況。既然關節會因長時間負擔過載受到傷害，那麼心理壓力過大也會導致同樣的結果。

既然如此，您該怎麼做呢？當然是盡可能地從伴侶、工作及生活環境中獲得快樂。如以一來，您不僅能夠獲得放鬆，亦能降低身體的過酸化反應，進而對消炎作用產生正向的影響。例如身體的傷口或骨折才會因為保持心情愉悅而加速修復。您要做的跟營養攝取方式是同樣的，就是盡可能地排除您認為會產生負面影響的東西，並多攝取會產生正向影響的東西、使自己處於自在的環境。

▶ 是好是壞取決於自己

當然，我們所能做的選擇是有限的，因為有些外在條件並不是我們可以決定或改變的，而在這樣的情境中，最重要的便是盡可能

使自己放鬆。以下技巧或許可以給您帶來幫助：我們的感覺並非取決於外部環境的條件，而是我們怎麼看待它。就像一個已經被提過無數次的例子：一瓶裝了半滿水的瓶子，你要說它是滿的還是空的呢？儘管客觀事實不會改變，但您只要專注於裝了水的那一半，心裡就會感到舒坦許多。您若是望著空蕩蕩的另一半瓶子，當然就無法獲得快樂。相信這個方法在生活中許多的情況下都適用，不管對於人或對於事，您都可以選擇要看好的或看壞的一面。事實不會改變，重要的是您怎麼看待它。

我們不會說這很容易，甚至可以說其實並不容易，但這是可以訓練的，而且也值得您這麼做。在無法改變外在環境的情況下，這是我們唯一能夠愉悅地生活，或至少擺脫負面情緒的方式。若能做到這點，便沒有人、沒有事能夠為您帶來影響了。

◎ 即使不是所有事都能夠稱心如意，耿耿於懷也無濟於事。不如就改變自己對事情的看法吧。

3 從環境著手
對抗關節炎與關節疼痛

　　如先前所說的，我們當今對健康最大的敵人之一就是環境，而其影響巨大，但我們還是有能採取的措施。我們必須盡量在不影響到正常生活方式的情況下，盡可能地讓自己處於能對自己產生正向影響的環境。

▶ 我們的生活環境是如何減緩疼痛問題的？

　　在我們的生活中，有些地方是一定要去的，但也有些地方並不是那麼重要。舉例來說，您與朋友在咖啡廳碰面時，可以選擇不是在車水馬龍街道旁的座位，而是一個相對安靜、不會把您整個人曝露在外的角落。理想而言，餐點最好能是以新鮮材料烹煮而成的，而非連鎖餐飲的化學材料大雜燴。若您還心有餘力，則可以注意無線網路的路由器位置，能與其隔一道牆作為屏障是再好不過的。這個位置不僅能使您放鬆身心、擺脫疼痛問題，您還會感到比坐在其他位置上更舒服、自在，因為許多外在干擾已被排除了。

　　您或許會想，如此大費周章，就為了其中不顯著的關聯？然而，您怎麼知道不會因此發現一個新大陸呢？在生活環境中，有許多您從未注意到的事物都會帶來影響，而這些影響當然值得您在選擇與朋友碰面的地點時，避開車水馬龍道路旁的咖啡廳，並另尋一個更理想的場所。您不必感到有壓力或操之過急，一步一步來就行

了。讓我們來鼓勵您，看看能獲得什麼樣的收穫吧。

　　當然，若要說明所有場所可能會帶來的影響，便需花掉相當大的篇幅，所以我們在此挑選了您會花許多時間停留的地方，例如寢室與公司。

▶ 最重要的地方：寢室

　　我們人生中大約有 1/3 的時間都在床上度過，而在寢室中，我們身體的防禦機制約會降低 10%，進而將專注力回歸至心靈。當我們在進行睡眠時，身體會進行代謝、修復、修補、循環及自我檢視。簡言之，在熟睡時，身體與心理所受到的負擔都會獲得解除。因此，您的寢室環境若能不帶來負面影響，便能降低至少 2/3 或更多可能會使您產生疼痛的影響。

　　至於無所不在的電子汙染則是很嚴重的負面影響因素之一，因此，我們要請您關閉房間或整間房子裡的無線網路路由器，以及房間或整間房子的電源開關，或規劃一個總電源開關。此外，請不要在寢室擺放電視、手機、電子鐘、電爐及其他用電設備。還要請您使用有機認證的床墊，因為一項最新的研究顯示，含有化學物質的床墊很有可能會導致甲狀腺疾病。想想看，若我們的身體每天晚上都躺在化學物質上，長期下來會如何？

　　還有，請不要使用彈簧床墊，因為我們的身體基因是為地球磁場所設計的，而不是為受金屬彈簧持續改變的磁場所設計的。床罩也建議您要使用天然材質，而地磚、油漆、窗簾等，也都建議您盡量選用自然或有機的產品。若您現在使用的是電動調整床，則請您找建材專家幫您接地。

◎許多人都沒有認真看待電子汙染問題，但請您試試我們提供的建議，體會一下新的感受。

▶ 理想的工作環境

　　基本上來說，套用在工作環境的概念與寢室相同，但您若是受雇員工，可以進行改變的程度則有限。然而，還是有您能做的。

　　您可以斷開桌上電腦與筆記型電腦的無線網路，並改用有線網路。若這不是您所能決定的，則請盡量遠離路由器與藍牙接受器等無限設備，並在辦公室收起行動電話，改用市內有線電話。在您使用行動電話時，請選擇 SAR 值較小的產品，且不要將其隨身攜帶，尤其不要掛在胸前靠近心臟的位置。請盡量將行動電話擺在遠處，並透過擴音或耳機等可以傳輸聲音的功能與設備進行使用。請不要使用藍牙設備或將其長期掛在耳朵上。此外，也要請您挺胸坐正，並使頭部及身體與螢幕及筆記型電腦抱持距離。遠離這些設備便能降低環境帶來的過大負擔，而與設備之間的距離每增加 1 倍，其所帶來的負面影響程度便能降低 25%。藉此概念，您若在使用電腦時透過外接鍵盤操作，便不用接觸到電腦本身。

▶ 一步步斷開負面影響源

　　或許以上所提及的資訊對您而言都是先前沒有料想到的，但我們不希望您給自己太大的壓力，也希望您不要因為剛開始便感到壓力過大而放棄。您該放棄的的是對於健康的傷害、過酸化作用、肌肉緊繃，以及造成疼痛的根源。若您此刻感到有些手足無措，那麼請慢慢來，並找到屬於自己的節奏。如同攝取營養，您吃下肚裡的任何一點營養成分都能對肌肉緊繃與疼痛問題進行緩解，並產生正向的效果。在本書之後的章節，您能夠在此議題上依據自己的需求獲得更多不同的重要資訊。

　　您可以決定自己要花多少心力在這上頭，畢竟最重要的還是衡量自己願意付出的程度。然而，若您深受關節炎與關節疼痛所苦，

我們建議您要對此認真看待。您可以憑直覺選出可能會對自己產生最顯著效果的方式，並付諸行動。接著可以排除可能產生的負面影響因素，如此一來，您便能看出這些因素對你造成的影響及程度為何。最重要的是，別忘了，導致肌肉緊繃的因素同樣也會導致過酸化作用與發炎反應，它們就是我們想要反轉的惡性循環。

▶ 間接影響因素與活動的關聯

就算間接因素明顯會對關節炎與關節疼痛產生負面影響，運動（確切地說是對於肌肉與筋膜緊繃程度的降低）仍是將其擺脫最重要的關鍵。這意味著，若沒有活動角度受限所導致的肌肉與筋膜緊繃問題，就不會有疼痛產生。然而，當今幾乎每個人都有不同程度的關節活動角度受限問題，幾乎每個人的關節囊都如章節「關節疼痛概述」中所示，是接近疼痛點的，而間接影響因素在其中對於關節炎與關節疼痛問題扮演的角色顯而易見。

在此章節中，您已經知道了要如何使間接影響因素產生正面功效，並藉其對能夠使您減輕或擺脫關節疼痛的運動提供輔助與加強的效果。其中的關鍵與關節再生相同，在於您願意投入多少的心力。

若您除了關節炎以外，還有纖維肌痛、風濕或其他發炎的問題，那麼進行間接影響因素的改善便顯得格外重要。在此情況下，首要進行的是營養攝取的改善，但心理層面與環境層面的正向影響對於疼痛問題與健康狀況也同樣重要。您能夠藉此大大地改善發炎的情形，並使其獲得控制。尤其透過正確的營養攝取，您能夠使受關節磨耗所苦的身體獲得緩解，並促使修復作用進行。

▶ 正確地飲食是擺脫關節炎與關節疼痛的關鍵

透過素食攝取營養，您能夠減輕關節炎與關節疼痛的程度，並增加潤滑液中關節所需的蛋白質。如此一來，關節便能再次投入運作，同時還能促進肌肉纖維中的新陳代謝作用，並使其中營養的攝取與廢物的代謝更順暢。

取代肉類、魚類、禽鳥類、蛋類、奶類及其製品中的動物性蛋白，能夠降低發炎反應與過酸化作用的發生率。除此之外，您還能夠藉其避免會導致細胞膜阻塞的蛋白質儲積症，這又是另一個當今許多人仍不了解的問題。

只要正確地攝取營養，便能緩解肌肉緊繃與關節疼痛的程度，甚至還能將其排除。雖然這並無法真正解決造成過度緊繃的問題（亦即關節的活動角度受到限制），但至少能對減緩疼痛的程度發揮作用。推崇自然療法的醫師很早就發現，藉由素食攝取營養能對身體的疼痛與發炎問題產生相當顯著的正向影響，而這些發現也已被許多的研究證實。

透過本書中所提及的建議改善飲食習慣，所帶來多方面的正向影響除了能使肌肉與筋膜緊繃程度正常化以外，還能促進關節炎與關節疼痛的治癒。

相信您已將許多新資訊謹記在心了，但最重要的是，不要給自己太大的壓力。現在最要緊的是趕緊開始進行運動，它不僅能幫助您擺脫關節炎與關節疼痛，還能促進軟骨的修復工作。趕緊將我們在此章節中所提及的方法結合起來，並付諸行動吧。

第 **8** 章

適用於各種關節炎的
利伯沙與布拉赫特運動

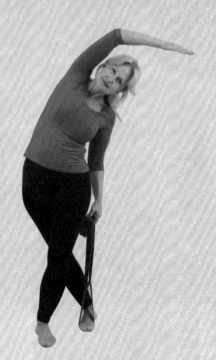

　　我們將在此章節中將講述的是針對關節炎的運動與滾動式筋膜按摩。請閱讀運動說明，並找出最適合自己的項目開始著手進行。此運動與間接影響因素的改善可以同時進行，您可以先進行間接影響因素的改善，之後再加上運動，也可以先開始運動，體驗滾動式筋膜按摩的成效，再透過間接影響因素的改善加以輔助。

　　運動姿勢請務必準確，並請先仔細地閱讀前言與引導說明，才不會在過程中犯錯，以使其發揮最大的功效。

1 終止疼痛與關節磨損

　　請努力使身體的每一個關節活動範圍回到原本該有的程度，而這也是終止關節磨損最重要的一點。因為唯有關節能夠朝所有方向活動，軟骨平面才能平均承擔壓力、平均釋放壓力。如此一來，軟骨才能夠正確地攝取營養與排放廢物（並改善磨損情形）。您可以透過滾動式筋膜按摩進行暖身與放鬆，並在無疼痛的情況下進行較大角度的關節活動。只要持續進行這個過程，便能逐漸增加關節的活動角度，並使其恢復到該有的狀態。

　　肌肉組織的緊繃狀態畢竟是經過數年，甚至數 10 年的時間逐漸形成的，要擺脫其束縛也需要時間。不僅需要時間，也需要您的毅力，但這是唯一能夠使您再度找回因經年累月的錯誤活動方式而失去的關節活動範圍的方法。這的確不是件容易的事，但收穫卻是顯而易見的。您在前 2 週內便能顯著地減輕關節長久以來的負擔，而所減輕的負擔也會降低您的疼痛程度，使您感到輕鬆了許多。您因而能獲得更多自信，而持續進行便能使磨損程度透過此生物自然的方式獲得減緩。

　　成效能如此快出現，便是因為其直接作用於問題的根本原因。其會直接作用於相對應的關節周圍，並透過將結構正常化解決筋膜沾黏的問題。正常筋膜的外觀呈現網狀結構，如同女性的絲襪一般。其富有高度的彈性，並能隨著身體的活動進行收縮，且不會產

生阻力。筋膜所產生的阻力對於關節活動而言就像是手煞車，長久下來會成為一種負擔。

　　只要能將阻力降低，並使筋膜再度恢復所需要的彈性，關節便能自由活動。若您感到日常活動越來越輕鬆，表示軟骨的磨耗問題已經獲得了減緩，而其中的壓力也逐漸正常化了。軟骨若平均地承受壓力與釋放壓力，便能正常地吸收養分與代謝廢物，這表示您已經走在重建關節軟骨的道路上。更詳細的內容讓我們來慢慢告訴您。

◎透過我們的運動，您能使筋膜再度恢復彈性，並日復一日地恢復活動力，以及擺脫疼痛。

2 對於肌肉的最初挑戰

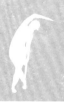

　　擺脫關節炎與關節疼痛最快的方法就是立刻開始進行利伯沙與布拉赫特運動與滾動式筋膜按摩，但請注意，此運動會直接作用於核心問題。我們之所以要在此提醒您的原因是，若我們長久以來習慣維持同一個姿勢，之後要變換姿勢就顯得不容易。想想看，若有一個人突然走向您，並向您說道：「不要再這樣了！」您不僅會受到驚嚇或感到不愉快，甚至還可能對他破口大罵：「你是在大驚小怪什麼啊！」這個階段快不得，請您給自己一點時間習慣這個運動。

　　我們的肌肉也是同樣的，當運動效果作用於肌肉時，它會產生保護作用，亦即緊縮且「不希望被觸碰」。對您而言，這意味著因緊繃程度增加所伴隨而來的疼痛。您必須知道，這不代表您真的不該碰它，相反地，運動對您而言才是好的。在自然療法中，療程第一階段的惡化被稱為治療反應，意味著治療發揮作用了。

▶ 與疼痛建立新關係

　　疼痛往往被認為是負面的，人們都想要盡快將其擺脫，並感到苦惱、不快，甚至煎熬，認為能越快擺脫疼痛越好。

　　我們在本書中已經說明了一些關於疼痛的事實，相信您對它的看法已經有了改變。您應該已經知道，身體之所以會投放出疼痛感，是希望您不會再繼續加重傷害該部位。相信您已經開始學著去

感受、理解這個訊號，並發現自己過去都誤解它了。

在進行整骨療程中，您應該要學著將疼痛視為某種程度的正面反應。對於這裡的運動與滾動式筋膜按摩也是同樣的，您可以先藉其進行適應，之後便不會再對疼痛起那麼大的反應了，甚至還可與之建立起新的關係。疼痛感會提醒您現在在進行伸展的部位及身體過度緊繃的部位。它對您而言是一種幫助、一種正面訊號，以及一種要您持續善待身體的要求。我們可以說，疼痛就是身體與您溝通的語言。

▶ 利用浴缸做測試

若您擔心自己的肌肉會負荷不了運動，那麼我們在這裡提供給您一個小技巧，一方面同樣能夠透過對於肌肉與筋膜的作用緩解疼痛，另一方面能夠降低對於肌肉的負擔，使您更能持續地進行運動。您可以在浴缸中以舒服的熱水泡 30 至 45 分鐘或沖個熱水澡。「舒服的熱水」是指您可以忍受並感到放鬆的溫度，且不會使身心感到緊繃。這個溫度能使您放鬆地泡在浴缸中，並能以腹部進行深呼吸。若水溫過熱而讓你想要離開，則請加入一些冷水降溫。

在您離開浴缸後，請先用毛巾擦乾身體，再感受一下疼痛的關節是否有些不同了。若疼痛程度降低了些、行動輕鬆了些，便是一個好的現象。此效果的產生便證明了，肌肉與筋膜的緊繃程度與疼痛密不可分。同時也證明了，關節囊中的滑液膜發炎並不是造成疼痛的主因。因為若真是發炎，泡熱水只會讓疼痛的程度加劇。依據您的問題來看，您應該比較有可能會想將疼痛的關節泡在熱水中。

若您願意，在第一次的運動便能夠如此進行，這會使您的身體處於一個較為放鬆的狀態。

▶ 短而持續的壓力作用於軟骨上是有益的

您還在猶豫要不要用磨損的關節進行運動嗎？您擔心運動是否會對關節造成進一步的傷害嗎？請您放心，會對骨頭產生傷害的是運動過程中過大的負荷。在沒有進行活動的情況下擠壓軟骨其實更好，因為長久以來沒有承重的軟骨區域終於獲得了擠壓，使得其中的廢物終於能夠被代謝。當您收回運動動作時，養分正好能被吸取進去。

我們因此認為，同樣的壓力也能將幹細胞帶入受損的關節軟骨部位。雖然這點尚無法獲得證實，但我們已對關節軟骨的修復作用進行了多年的觀察，詳細的內容請見章節「耗損的軟骨能夠再生嗎？」。

▶ 順帶一提：整骨療法能使您安心

您還是無法放心地進行運動嗎？還是不確定這些建議對您來說是否合適嗎？那們我們建議您可以尋求接受我們疼痛培訓的治療師的協助，他們能為您提供諮詢與進行整骨療法。透過此種手法治療，治療師大多能夠在第一次的急症療程結束後告訴您，您的疼痛是否與多數患者同樣源自於過度緊繃的問題。透過整骨療法，我們能在數分鐘的時間內將過度緊繃的問題排除。

當然這只是為肌肉與筋膜過度緊繃會產生疼痛提供了證明，您還是得正確並持續地運動才能解決問題。唯有透過主動的運動輔助治療才能「訓練」身體戰勝疼痛。

若整骨療法發揮了作用，您便能夠確定，只要正確地進行我們的運動，您就是走在正確（且唯一）擺脫疼痛的道路上。您可以自己決定，當自己在家進行運動的同時，是否還要去找治療師進行治療，或也可以依據此書，並參考我們網路上的影片獨自進行運動。

◎ 踏出第一步總是不容易，不如就接受旁人的協助吧。我們在您通往康復的道路上一直都在。

▶ 走出關節炎與關節疼痛的僵局

我們身體多數的疼痛都屬於疼痛警訊，而這些疼痛會讓人們不想運動，例如關節炎、椎間盤或其他與關節及脊椎相關的問題。甚至許多找不出原因的疼痛也都是基於此原因所產生。

人們若忽略這種疼痛或透過藥物將其麻痺，真正的（關節炎）傷害隨後才會出現。由於疼痛與傷害往往會同時出現，才會出現長久以來的誤解，認為兩者緊密相關，且互為因果。此外，隨著兩者程度的提升，患者對此也深信不疑。事實上，關節炎之所以會越來越嚴重，便是因肌肉與筋膜緊繃程度的增加所致。

接下來我們要處理正規醫學對其看法不一的問題，並透過整骨療法、滾動式筋膜按摩及我們的運動將過度緊繃的程度降至正常值。這不僅能關閉腦中控制疼痛的開關，也證明了，疼痛與關節炎本身並無關聯。只要解決疼痛問題，身體便能開始進行軟骨修復工作。在此階段中，我們先前所講述的營養補充問題是相當重要的。

關節的活動角度一旦恢復正常，我們身體所能活動的範圍便會隨之增加，而軟骨吸收養分的功能也能獲得改善，因此對修復作用產生了一個良性循環。此外，定期且持續的運動與滾動式筋膜按摩則為修復作用提供了一個良好的基礎。

3 利伯沙與布拉赫特
滾動式筋膜按摩說明

　　透過我們獨特的滾動式筋膜按摩可以為運動達到暖身的作用，它不但對疼痛與關節磨損問題有幫助，還能夠促進新陳代謝，這對您關節炎的初期自我療癒工作而言是相當重要的，因為新陳代謝的加速能夠使廢物更快速地被排除、使養分更快速地被吸收。

　　您在進行滾動式筋膜按摩時，最好能使用我們專門設計的 4 件組輔具。它們的柔軟度、大小、形狀，甚至軸長、曲線、角度都是我們精心設計的。透過這些輔具，您能夠獲得最好的功效。在購買後，我們 2 至 3 天內就能夠寄給您，您可以在本書最後獲得詳細的資訊。

　　若您不想向我們購買輔具，也可以準備 1 個軟硬適中的網球、1 個軟式兒童或寵物皮球、1 根小的滾棒（絕對不能太硬）、1 根大的滾棒，或也可以拿軟的東西包住擀麵棍代替。

◎ 滾動式筋膜按摩 4 件組輔具是羅蘭專為疼痛患者所研發的。

▶ 如何進行滾動式筋膜按摩？

　　滾動式筋膜按摩有 2 個目的，一是推動身體中的組織液，因為我們要讓筋膜網絡吸收到新的養分，並代謝掉舊的廢物，以減低過

酸化作用。促進組織液的流動是很重要的，因為當細胞與筋膜之間的空隙過於狹窄，加上人們養分攝取不足時，組織液的流動就會顯得相當困難，所以透過外力提供協助也會不太容易。在進行滾動時，您的動作必須相當緩慢，且必須確實壓緊。因為如此，我們的滾棒才會設計成較正規醫學的軟且小，而您如此一來才會在疼痛格外敏感的部位加強力道。由於滾棒的表面是柔軟的，其並不會傷到筋膜網絡。同時也因為必須更加用力，其不會僅作用於表面。滾棒柔軟的表層下是較堅硬的材質，藉其施加壓力能獲得更好的效果。

滾動式筋膜按摩的第 2 個目的是要使纖維母細胞（其為 24 小時編織筋膜網路的蜘蛛狀結構）的纖毛解開沾黏的筋膜，藉其我們能夠解決導致筋膜過度收縮與失去彈性的問題，而我們也同樣是透過緩慢地推開組織液來達到此效果。

此外，滾動式筋膜按摩還有一個很棒的副作用，亦即針對肌肉、結締組織與骨頭的按壓達到放鬆的效果，並使您在運動時，不同姿勢的進行能夠更容易。尤其當你在剛開始進行運動且感到辛苦時，滾動式筋膜按摩便能提供給您協助，讓您在不同的姿勢都能夠精準到位。

▶ 滾動式筋膜按摩的特殊技巧

請盡量在您能夠承受的程度範圍內施加壓力。若可以，請您坐在或躺在滾棒或滾球上，以利用重力產生作用，或者您也可以靠向牆壁使力。當您在移動滾棒或滾球時，請以雙手同時進行，並於每1 至 2 公分的距離以雙手進行滾動與按壓，以使其能夠持續滾動。況且，唯有如此才能使推動平衡與持續地進行。

在使用滾棒時有兩項技巧，第一項在使用滾棒時會常用到，亦即往同一個方向滾動，例如從指尖沿著手臂往心臟方向、從腳指頭沿著腿部往心臟方向、從腰部沿著上身往心臟方向，以及從頭頂沿著頸部往心臟方向。第二項在使用滾球時常會用到，亦即小螺旋，且多數是沿線前進。同樣地，在操作滾球時，以雙手抓住是很重要的，如此一來才能夠控制按壓力道。

◎ 將滾動式筋膜按摩排進您固定的日常生活中，它久而久之便會如同刷牙般稀鬆平常。

▶ 滾動式筋膜按摩的有效按壓強度該多大？

按壓的強度要如何定義呢？若將強度分成 1 到 10，那麼有效疼痛強度就是接近 10。疼痛強度的定義並不困難，當您在進行滾動式筋膜按摩時，您會發現有些部位對於疼痛相當敏感，而當您在其上方進行滾動時，越是用力按壓，疼痛程度便越大。程度 10 會使您精神與身體都處於緊繃狀態，例如必須緊握拳頭以堅持下去，或因為必須閉氣而無法深呼吸。這種疼痛程度就是 10，卻不是我們想要的結果，因為我們的目的是要讓您放鬆，但如此疼痛強度所造成的結果卻與我們的期望完全相反。我們要將腦中產生緊繃的程序解除，而最理想的疼痛程度是稍微低於 10，可以說是 9.5 左右。若您在進

行滾動式筋膜按摩時，按壓的部位幾乎毫無疼痛，便表示這個部位沒有過度緊繃或新陳代謝的問題。然而，還是建議您可以透過上述方式在此部位進行滾動按壓。

注意，在進行按摩時，若遇到受傷、腫脹或起特殊反應的皮膚部位，請您避開或謹慎進行。原則上而言，這些也可能是警訊疼痛部位，但還是請小心為上。

▶ 多久該進行一次滾動式筋膜按摩呢？

進行滾動式筋膜按摩並沒有特定的時間規範，但我們會建議您1 天 1 次（尤其可以在開始運動前進行）。一次持續的時間可以由你決定，但至少要完整地執行所描述的流程。您可以 1 週休息 1天，讓身體能夠在之後持續運作。

時間點並不重要，但您可以選擇在利伯沙與布拉赫特運動前進行。由於完成一次完整的運動需要約 15 分鐘（依不同的關節而定），許多患者都會選擇在傍晚才進行滾動式筋膜按摩，例如在看電視或與家人聊天時同時進行便是可行的，您如此一來便不需要付出額外的時間。除此之外，許多日常工作都可以與按摩同時進行，例如在書桌前工作時就可以坐在滾球上，這可以幫您省下額外付出的時間。簡言之，什麼時候做並不重要，重要的是 1 天 1 次。

4 利伯沙與布拉赫特 運動說明

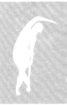

　　我們的運動是針對關節炎患者所特殊設計的，它可以協助您在短時間內將相關關節所遭遇的惡性循環反轉。很重要的一點是，您必須準確地進行所描述的運動內容，且不要認為不同的運動姿勢看起來很相似，就任意改變角度。我們知道有許多治療師出於好意想「改良」我們的運動，卻使患者沒有獲得預期的效果，甚至完全沒有效果。

　　伸展運動在全世界都看得到，而進行身體伸展的方式與原因也有幾乎有無限多種。然而有許多人進行了伸展運動，卻因此得到了關節炎或關節疼痛，其中不乏如瑜伽老師與芭蕾舞者等從業人員。伸展身體的目的有許多種，它可以使身體更靈活（例如芭蕾舞），也可以刺激特定姿勢的經絡，以強化知覺（例如瑜伽），更能夠增強肌肉功能（例如伸展運動），可以說對身體的益處相當多。

▶ 我們運動的特殊目的

　　我們的運動只有一個明確的目的，就是不只要伸展肌肉、筋膜、經絡，還要伸展身體的每一個部位，以避免產生僵化並導致關節活動的角度受到限制。我們必須先找回失去的完整關節活動角度功能，才能長久擺脫關節疼痛、正常化關節壓力、快速終止磨耗，並強化所有關節角度周遭的肌肉功能，這些才是對於您終生不受疼

痛侵擾，並促使軟骨再生至功能正常的保證。如此一來，您便能和孫子與曾孫子一起踢足球和打網球了。

若您的運動成效對於關節活動角度的改善不顯著，唯一的原因就是尚未進入正軌。若是如此，請千萬要持續下去，因為完全放棄運動只會使整個訓練的成效大打折扣。我們聽過許多諸如「這個運動不適合我」與「這個運動我辦不到」之類的藉口，但千萬不要被藉口牽著鼻子走，絕對要堅持下去，並從第一個姿勢開始堅持到最後。只要如此，您就是在進步的過程中，就算 1 天只進步了 1 毫米，10 天便能進步 1 公分。唯有不斷前進，您才能夠重新獲得健康的關節。

▶ 有效地運動：利伯沙與布拉赫特運動拉帶

為了使您透過運動產生的最佳成果使身體恢復到最佳狀態，我們研發了一種特殊的拉帶。它被分成了 3 段不同的大小，且抗張力效果非常地好，因為這個輔助工具要盡量沒有延展性。拉帶雖然被分成了 3 段，卻彼此相連，這樣才能在運動過程中針對特定難以達到的姿勢對關節炎與關節疼痛的患者提供協助。透過運動拉帶，患者能夠在運動過程中準確地做到標準動作，並獲得最理想的功效。

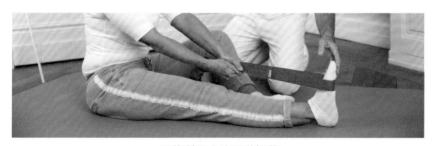

羅蘭所研發的運動拉帶

▶ 我們運動的目標是什麼？

　　我們運動的第 1 個目標是希望能協助您以最快的速度減輕疼痛，並在最後將關節疼痛消除。想想看我們在本章最初針對運動與軟骨再生所說過的話，如果您有任何疑問，千萬不要怕去找我們所培訓的疼痛治療師。在接受過第一次的急症治療後，您將會為那快速的減痛功效感到驚訝。如此一來，您便能夠獲得運動的動力，進而能夠規律且持續地進行。

　　第 2 個目標是將關節與軟骨所承受的過大壓力正常化，如此一來才能夠終止對於軟骨表面的磨損。

　　第 3 個目標在於關節的連接，也就是重新找回失去的關節活動角度，進而透過對於軟骨的交互施力提供養分，使其達到再生的功效。關節活動的角度會日復一日地增加，並日復一日地提供給軟骨更多的養分。

　　第 4 個目標在於使「新的」關節能夠負載最大程度的壓力，以促使幹細胞進入骨頭並加速軟骨的修復工作。您大可不必對於壓力可能會帶來的風險感到擔憂，因為過載所導致的磨損只有在軟骨推移的時候會產生，在沒有進行運動行為的狀態下是不會有影響的。請您試想，當您要用砂紙磨平木頭表面時會怎麼做？是不是得將砂紙在木頭表面上來回摩擦？除此之外，是不是當砂紙磨擦得越快，將木頭表面磨平的速度也越快？若只是將砂紙用力地壓在木頭表面上，則什麼都不會發生吧？即使您壓得再大力也無濟於事，而這個情形套用在關節上也是同樣的。壓力並不會帶來傷害，相反地還會帶來幫助。

　　第 5 個目標在於讓您的關節完全恢復到能夠正常活動的狀態，並長久維持。過程中所有身體機能的「建立」，例如促進新陳代謝等，都是符合人體中基因設定的。如此一來才能夠一步一步為身體

與因過度緊繃產生影響的骨頭帶來改善，並使其重新恢復到該有的狀態。終止磨損所需花費的時間毫無疑問地比終止疼痛要來得長，但它的改變成果當然可以是永久的。請您別再猶豫了，要確定我們的運動是否有用，唯一的方法就是親身體會。請您持續進行運動，並觀察成效，畢竟我們的身體天生就內建了自我修復的功能。

請您千萬不要用想的去決定該執行哪一種選項。很顯然，包含醫學教授、醫師、物理治療師、推拿師及民俗治療師，他們都不比您了解自己的身體。千萬別因別人告訴您了什麼就輕易相信，想想那個過去百年來正規醫學對於軟骨是否能夠再生的爭論，儘管事實勝於雄辯，爭論仍在持續。

◎ 請找到適合您疼痛問題的運動方式，並馬上開始進行，接著便能期待找回過去靈活的身體了。

▶ 一項運動的結束是另一項運動的開始

本書的重點無庸置疑是擺在關節炎，但您要知道，我們全身上下的關節都是關乎身體活動的。在您的關節疼痛問題解決後，下一步就是要將同樣的模式複製到尚未出問題，但已有預兆的關節部位。在把這些疑似有問題的關節毛病給解決後，下一步就是要確保整個身體都能夠輕盈地活動。如此一來，您便能將自己提升至最佳的健康狀態，而這是一個終身課題。唯有如此，我們才得以在一生中將身體機能發揮到最大值。就讓我們盡所能地透過精心設計的運動來助您一臂之力吧。

5 對抗關節炎與 關節疼痛的運動步驟

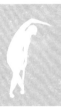

　　運動的步驟是設定好的，連時間也是，一次約持續 2 分多鐘。您可以花費少許的時間達到顯著的功效。所展現的功效是非常值得注意的，因為一次完整的運動不會花你超過 15 分鐘。當然若您願意且有時間的話，可以做更久一點，這會使你的身體狀態更快恢復。

　　然而，還是要請您注意，不要因為想使身體快速地產生改變而操之過急，否則便會造成反效果。此外，您所攝取的營養也是同樣重要的，而這些工作的進行都需要時間。若您開始對於運動產生倦怠，或運動無法對於關節活動角度產生影響，便是一個警訊。您可以給自己放 1 個禮拜（或再長一些）的假，待養精蓄銳後再出發。

　　1 次運動由 3 個步驟組成：
步驟 1：擺好姿勢，並慢慢開始伸展。
步驟 2：伸展直至緊繃程度。
步驟 3：進行下一個伸展動作。

▶ 請注意伸展強度

　　在進行伸展時，您首先得擺好姿勢，接著才能夠慢慢地開始伸展。在我們筋膜網絡中不斷工作的纖維母細胞會對筋膜的伸展長度進行學習，藉此對筋膜網絡的延伸長度進行加工。切記，不要做到

第 10 級的疼痛程度，對此我們已經在說明滾動式筋膜按摩時提過了。除此之外，對於伸展運動的疼痛程度也要請您特別留意，一定要超過 8 級才能夠發揮功效。8 級是您開始產生痛覺的程度；0 級代表剛要開始產生緊繃感，且毫無疼痛；10 級代表了劇烈疼痛，且使您為了忍受而感到身心煎熬。為了達到最理想的功效，請您鎖定在 8 級至 10 級之間的範圍。

伸展疼痛程度表

　　我們在此為您提供一個伸展疼痛程度表概覽作為協助。注意，您該留心的不是伸展疼痛程度，而是自己身體隨著強度增加所出現的不適及所感受到的壓力。

第 1 級：逐漸感到緊繃，且無疼痛產生。
第 2 級：輕微緊繃，且無疼痛產生。
第 3 級：緊繃程度增加，且無疼痛產生。
第 4 級：明顯的緊繃，且無疼痛產生。
第 5 級：強烈的緊繃，且逐漸產生疼痛。
第 6 級：輕微疼痛產生。
第 7 級：疼痛逐漸增加，且忍受毫不費力。
第 8 級：明顯的疼痛，且在忍受範圍內。
第 9 級：疼痛逐漸增強，免強可以忍受。
第 10 級：強烈的疼痛，使身心感到煎熬。
大於第 10 級：全身感到緊繃，隨時會撐
　　　　　　不下去。

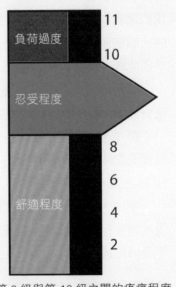

第 8 級與第 10 級之間的疼痛程度
能在短時間內發揮顯著的功效。

若您是剛要準備開始進行運動的新手，則該時常檢視自己當下的伸展強度。上述的疼痛程度表能提供給您一些協助。然而，有時候您已感受到疼痛，卻沒有緊繃的感覺。這個時候，您不用感到困惑，它就是屬於介於 8 級至 10 級之間的程度。

▶ 我們其他的彈性強度訓練

第 2 步便是要伸展過度緊繃的肌肉，且在進行運動的同時盡可能且持續地增加程度。

這種反向伸展運動屬於另一種形式的強度訓練，或也可以說是最大強度訓練。它旨在增強過於虛弱的關節活動角度，並不會提升使肌肉失去彈性的緊繃問題，與一般常見的重量訓練或肌力訓練不同。這種緊繃狀態不僅是我們想排除的，也是我們不想新生成的。我們運動所產生的拉力是要使關節的控制更加靈活，並產生能夠釋放出幹細胞的壓力。這種壓力的增強能夠使肌肉緊繃的程度降低，並使您的伸展運動漸入佳境。

這種反向拉力的疼痛程度也應被控制在 10 以內。我們通常不會超過界線，因身體自己會進行傷害判斷，而腦部也會協助拿捏程度。

第 2 步我們要停止反向伸展，並重複第一步的延展運動，且在每個姿勢中伸展得越開越好。同樣的，最理想的程度是介於 8 級與 10 級之間。

原則上來說，只要您還能忍受，也並沒有受傷，便能夠繼續慢慢地增強程度，只要控制在程度 10 以內。此外也請您千萬要小心，不要滑倒或跌倒了。

◎ 反向伸展運動能幫助您增強力氣與彈性，同時能降低發炎反應與強化關節控制。

▶ 運動的時機與頻率為何？

一般而言，我們會建議患者進行 1 週 6 次或 1 天 1 次的運動，並在週間選一天進行休息放鬆。然而，這還是得視每個人的情況而定，因為每個人接受度的上限與下限不同。原則上來說，您得盡可能地進行運動，才能獲得顯著的成效，卻也不能過度，使身體因承載過大的壓力而無法進行修復工作。剛開始在進行運動時，最重要的便是盡快降低關節負擔，使磨損停止。如此一來，再生作用才能開始進行。若身體持續承受負擔，修復工作是無法進行的。

每次運動的時間為 2 分 15 秒。開始的第一步持續 1 分鐘，接著反向伸展 15 秒，最後再進行為時 1 分鐘的伸展。

▶ 該於一天中的何時進行運動？

原則上來說，一天中何時進行運動都無所謂，重要的是確保每天都要執行一次。想想看，您每天造成關節炎與關節疼痛的活動都還在進行，運動當然也該持續。若您於早晨進行運動，好處是活動限制與伸展問題在此時都較顯著，壞處是要執行較不容易。然而，在結束運動後，您一天的活動都會感覺相當輕鬆。傍晚時，肌肉已經活動開了，這時要進行伸展運動也較容易，但壞處是，這時的您通常已精疲力盡，很難達到該有的強度，會認為已經做到「差不多」了。

因此我們還是建議您在早上進行，因就我們的經驗而言，每個人一天中要處理的事實在太多了，運動拖到最後通常只會不了了之。

6 減緩疼痛的四週改善計畫

① 請參考過往經驗與理論，並為自己建立起運動信心。

② 開始進行針對關節炎的滾動式筋膜按摩，並善加利用 4 件組輔具，其能夠針對相對應的部位提供協助。

③ 在進行運動時，請使用皮帶或毛巾進行輔助，使姿勢更加準確。

④ 請常提醒自己的營養補充情形，並努力排除有害食物、增加有益食物。

⑤ 為期 1 個月的運動計畫：為運動計畫與滾動式筋膜按摩設定期限，並將營養攝取納入考量，但勿操之過急。

⑥ 於第 1 週進行實驗與調整，並記下做得到、做不到，以及待加強的備註。

⑦ 在週日時回顧一下過去 1 週的運動情形，並閱讀所做的筆記，藉此對將來的挑戰強度做增減。切記，請將強度維持在介於 8 至 10 之間。

⑧ 接下來的 3 週請同樣以介於 8 至 10 之間的強度不斷進行調整。

⑨ 請參考本書觀察自己疼痛問題的減緩與運動的進步程度。

⑩ 若有需要，請就近尋求利伯沙與布拉赫特培訓治療師之協助。

⑪ 請加入利伯沙與布拉赫特網頁的會員，並依照羅蘭在針對特殊關節炎患部網頁上的指導完成運動與滾動式筋膜按摩。

⑫ 請持續地進行滾動式筋膜按摩與運動，以達到徹底擺脫疼痛之成

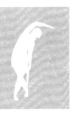

效，並使身體機能條件完全提升到能夠使軟骨進行重建之狀態。
請永遠在提醒自己有關節炎與關節疼痛的狀態下進行營養攝取，
以使身體機能條件提升到能夠使軟骨進行重建之狀態。

　　人們到傍晚通常都已精疲力盡了，雖然運動只需要大約 15 分
鐘，但多數人都會藉口自己沒有時間，不知道該如何從孩子、家
人、工作中抽離。我們通常都會詢問患者早上設定鬧鐘響鈴的時
間，假設是 6 點半，我們會進議您調早 15 分鐘至 6 點 15 分。若從
這個時間點開始進行運動，您一天的行程便不會被打斷。

　　若運動時間對您來說太長或太多，可以把它分成兩個部分進行，
例如星期一、三、五進行第 1 部分；星期二、四、六進行第 2 部分。

7 利伯沙與布拉赫特運動與滾動式筋膜按摩

在此章節中，我們將會針對關節炎問題進行詳細的滾動式筋膜按摩及運動引導。除此之外，我們還會概略說明各個部位關節炎的形成原因。接下來就祝您運動愉快了。

重要的滾動式筋膜按摩與運動資訊

在一開始，我們要先提供給您一些重要的滾動式筋膜按摩與運動資訊。在針對不同部位的關節炎，我們會推薦給您同樣適用的按摩與運動方式，因為這些部位的關節、筋膜及肌肉之間的關係與相互影響都是相同的。在先前進行概述時，我們已經說過，針對關節炎完整的運動一定要不斷進行才能發揮功效。只有在指關節處我們歸納出了兩種關節炎種類，因為所有運動在這裡發揮的功效通常都是一致的。

滾動式筋膜按摩準則

- 永遠以兩手進行。
- 以 10 級以下的最大程度進行按壓。
- 緩慢且扎實地進行按摩。
- 永遠往心臟方向進行。

- 頭部與身體的兩側都要進行滾動式按摩。
- 在手臂、肩膀、骨盆及腿部只需於相對應側進行滾動按摩。
- 突起表面之輔具請透過小或中尺寸的滾棒操作。
- 螺旋表面之輔具請透過小或中尺寸的滾球操作。
- 最好於早晨進行運動，但分開至晚上進行也可以。最重要的是 1 週必須進行 6 次。
- 最好在不影響生活作息的情況下進行運動，如此一來才得以長久持續。

運動準則

- 當我們在畫面中向左時，請您相反地向右。
- 步驟 1：穩定地深呼吸，並進行伸展 60 秒。
- 步驟 2：以最大程度進行為期 15 秒的反向伸展。
- 步驟 3：穩定地深呼吸，並進行伸展 60 秒。
- 以介於 8 級至 10 級間之程度進行正向與反樣伸展。
- 進行伸展運動時所產生疼痛的部位並不重要。
- 緩慢且專注地進行運動。
- 頭部與身體的兩側都要進行運動。
- 在手臂、肩膀、骨盆及腿部只需於相對應側進行運動。
- 若在基礎姿勢遭遇困難，請尋求伸展帶的協助。
- 最好於早晨進行運動，但分開至晚上進行也可以。最重要的是 1 週必須進行 6 次。
- 最好在不影響生活作息的情況下進行運動，如此一來才得以長久持續。
- 若運動時間對您來說太長或太多，可以分成 2 天進行（例如星期一、三、五，以及星期二、四、六）。

▶ 顳顎關節炎

顳顎關節炎的成因

顳顎關節炎的成因有許多可能，首要便是錯誤地過度張嘴。許多牙醫都表示，患者會因此無法將嘴張大，或無法長時間張嘴。若食物質地屬於柔軟，便可在食用時將其壓扁，例如漢堡或其他相似堆疊而成的食物。許多患者也因此無法張口咬蘋果，必須切成小塊才能食用。只是，我們日常生活中需要張口的機會實在太多了。

另一個原因便是壓力過大，使人們必須「咬緊牙關」忍受。這是一個生物結構上的致命傷，因為肌肉必須強力收縮才能釋放壓力。我們腦中的運動系統為了適應這樣的肌肉收縮，使得筋膜產生沾黏，並對張嘴的動作失去彈性。關節會因此錯位，並使軟骨承受過大的壓力且產生磨損。其他沒有受到擠壓的關節面會因無法獲得養份而崩解。

伴隨而來的疼痛與感覺異常問題

肌肉的錯誤運動可能會導致顳顎關節痛、顳顎痛、牙痛、頭痛、耳朵痛、偏頭痛、三叉神經痛或是眼睛痛，而這些疼痛問題都可能會隨著顳顎關節炎而產生。此外，如聽覺障礙或耳鳴等功能問題亦可能會伴隨出現。

在操作針對關節炎的滾動式筋膜按摩與運動時，務必兩側都要進行。

滾動式筋膜按摩

請此部位施作滾動式筋膜按摩，您將會需要：小的滾球跟小的滾棒。

❶ 按摩太陽穴與下顎

　　請於太陽穴位置以小的滾棒進行按摩，並於下顎位置以小的滾球進行按摩。

❷❸ 按摩頭臉兩側

　　請於該部位使用小的滾棒進行按摩。

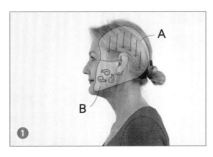

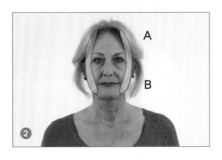

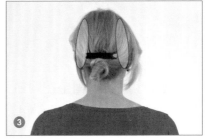

● 示範動作

　　請以雙手抓緊小的滾棒，並於頭側從上至下順著箭頭方向進行滾動按摩。於頭側從上方經過中間點進行至下方，並於頭後從上方進行至大約顴骨或耳朵的高度位置（參考圖❶A、圖❷A、圖❸）。

　　請以兩隻手的指頭抓緊小的按摩滾球，並以圖❶B與❷B中的位置於兩頰進行小幅度的滾動。

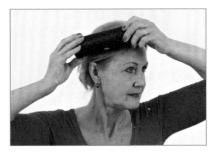

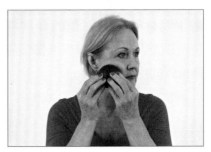

顳顎關節炎運動

● 張開下顎關節

第一步

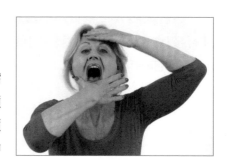

　　請將頭稍微往後抬，並將嘴巴盡可能地張大，再用手將下顎慢慢往下拉，接著便能感受到頰骨旁、太陽穴及顳顎的肌肉伸展。

第二步

　　請用手將下顎固定在關節張開的姿勢，並同時努力使嘴巴闔上。手部出力使張開的關節角度不會變小。接著請停止並放輕鬆。

第三步

　　再將下顎打開至盡可能最大的角度。

● 側邊伸展下顎關節

第一步

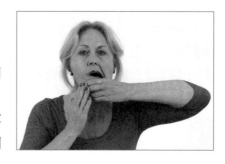

　　先輕輕地張開嘴巴，接著用手將下顎盡可能地往左側伸展。您主要會感受到右側的伸展疼痛，以及部分左側臉頰或顳顎關節位置的疼痛。

第二步

請將下顎固定在向左方伸展的位置，接著再向右伸展，並逐漸增強力道至最大。您控制下顎的手部必須出力，使向左張開的關節角度不會變小。接著請停止並放輕鬆。

第三步

請您再一次盡可能用力地將下顎向左伸展。

● 向前伸展下顎關節

第一步

先輕輕地張開嘴巴，接著用手將下顎逐漸往左前伸展。接著用手指勾住下顎，並盡可能地以牙齒能夠承受的程度向前伸展。您會感受到顳顎關節周遭的伸展疼痛，其可能能夠協助您改善牙痛的問題。

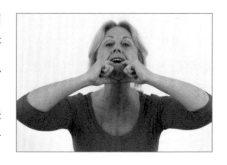

第二步

請用手將下顎固定在向前伸展的位置，接著再向後伸展，並逐漸增強力道至最大。您控制下顎的手部必須出力，使關節張開的姿勢不會改變。接著請停止並放輕鬆。

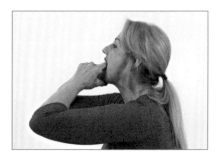

第三步

　　請您再一次盡可能用力地將下顎向前伸展。

● **向後伸展下顎關節**

第一步

　　先輕輕地張開嘴巴，接著用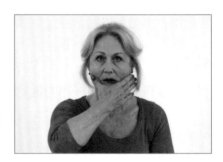
手將下顎盡可能地向內推。您主
要會感受到臉頰或顳顎關節位置
的疼痛。

第二步

　　請用手固定住下顎伸展的位置，接著再向前推，並逐漸增強力
道至最大。您控制下顎的手部必須出力，使關節張開的姿勢不會改
變。接著請停止並放輕鬆。

第三步

　　請您再一次盡可能用力地將下顎前推伸展。

▶ 頸椎關節炎

頸椎關節炎的成因

我們認為，頸椎關節炎的重要成因之一是在書桌或工作桌前久坐。多數人在桌子前工作時都會曲著背，使胸椎呈現弧形，但為了要能夠直視前方，又會將頸椎向前抬起，這便會使脊椎產生一個很大的向前彎曲角度。這個情況還可能會隨著時間繼續演變，使您必須使胸椎上方呈現幾乎是水平的，而頸椎則大角度地向前彎曲，才能使頭部保持水平直立的姿勢。這種錯誤的姿勢會隨著時間使頸部肌肉逐漸緊繃。有相關問題的患者（特別是此類型工作性質的人們）會產生嚴重的頸部僵硬問題。

隨著肌肉僵硬伴隨而來的是筋膜沾黏的問題，它會逐漸惡化到無法彎曲的程度，並造成脊椎關節相互擠壓與摩擦。頸椎會因此很難或無法彎曲（因嚴重的筋膜沾黏問題所致），而胸椎上方的頭部會傾向一側，使得軟骨單邊受到擠壓而產生養分吸收問題。

伴隨而來的疼痛與感覺異常問題

這種因肌肉問題所產生的疼痛種類有相當多，頸椎不僅可能會產生僵硬與緊繃，其前方或側邊也可能會產生疼痛，有時甚至連吞嚥都伴隨了疼痛，甚至也有可能伴隨著顳顎關節炎產生。功能方面可能會產生頭暈、聽覺障礙及耳鳴。其於夜間可能會產生刺痛感，甚至手指會因相對應的神經於頸部受到壓迫而變得不靈活。

即使只有單邊疼痛，也請您的滾動式筋膜按摩與運動要於雙邊進行。

滾動式筋膜按摩

於此部位進行滾動式筋膜按摩，您將會需要：小的滾球、小的滾棒、大的滾棒。

❶ 按摩耳後至肩胛骨

　　請於此部位使用小的滾棒。

❷ 按摩後頸至肩胛骨

　　請於此部位使用大的滾棒。

❸ 按摩鎖骨與胸骨

　　請於此部位使用小的滾球。

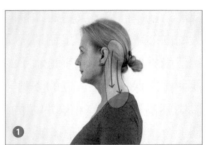

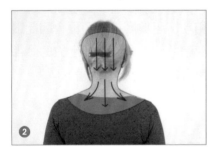

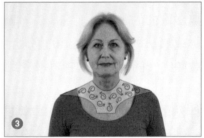

● 示範動作

　　以雙手抓住小滾棒，並將其擺在耳朵下方的骨頭凸起位置。從上方看下去，滾棒的角度呈 45 度（約在左後方的位置），您因此能夠在介於正後方與旁邊的位置進行滾動按摩，並往肩胛骨的方向盡可能地延伸。

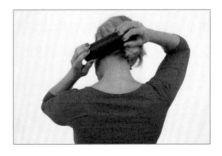

以雙手抓住大滾棒，並將其擺在大約耳朵上緣的位置。此時，您可以將頸部向前彎曲，並同時往肩胛骨的方向盡可能地延伸進行滾動按摩。

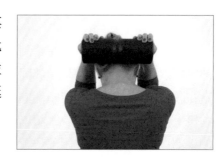

以雙手抓住小滾球，並先後透過線與面的方式進行小幅度繞行按摩。針對鎖骨與胸骨上緣請特別加強。

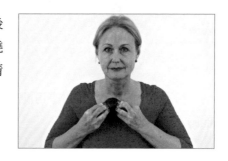

頸椎關節炎的運動

● 頭部 45 度伸展

第一步

請先將頭部向左轉 45 度。

請彎曲右手肘，並盡可能地向下伸展肩膀，同時使胸椎位置保持靜止。接著請將左手越過頭部，並將手指擺在右耳上方約在太陽穴的位置。若仍無法達到頭部伸展的效果，請您手指的位置再繼續延伸。接著將頭部盡可能地向左前方伸展，您此時可能會於頸部右後方感受到伸展疼痛，但也有可能會在左側出現。

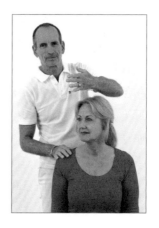

第二步

　　請逐漸增強施力，並在達到
伸展極限位置後，用手將頭部固
定在該位置，同時試圖使頭部向
右後上方伸展。在此同時，請增
加手部控制力道，以使頭部位置
保持不動。接著請停止並放輕
鬆。

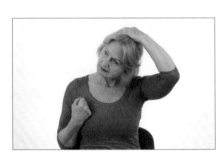

第三步

　　接著請再一次將頭部盡可能
地向左下方伸展。

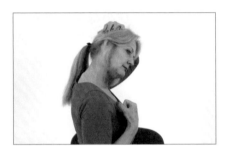

● 頭部側邊伸展

第一步

　　請挺直頭部與胸椎，並將眼
睛直視前方。接著彎曲右手肘，
並盡可能地向下伸展肩膀，同時
使胸椎位置保持靜止。接著請將
左手越過頭部，並將手指擺在左
耳上方約在太陽穴的位置。若仍
無法達到頭部伸展的效果，請您

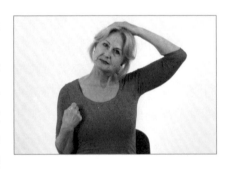

手指的位置再繼續延伸。接著將頭部盡可能地向左側伸展，此時，
您可能會於脖子底部的右側感受到伸展疼痛，但其有時也會出現在
左側。

第二步

請逐漸增強施力，並在達到伸展極限位置後，用手將頭部固定在該位置，同時試圖使頭部向右側伸展。在此同時，請增加手部控制力道，以使頭部位置保持不動。接著請停止並放輕鬆。

第三步

接著請再一次將頭部盡可能地向左側伸展。

● 頭部伸展

第一步

挺直頭部與胸椎，接著盡可能用手將頭部向左旋轉。此時您可能會於頸部左側感受到伸展疼痛，但也有可能會在右側出現。

第二步

請逐漸增強施力，並在達到伸展極限位置後，用手將頭部固定在該位置，同時試圖使頭部向右旋轉。在此同時，請增加手部控制力道，以使頭部位置保持不動。接著請停止並放輕鬆。

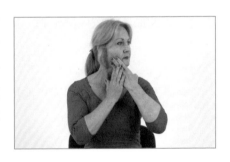

第三步

接著請再一次將頭部盡可能地向左側伸展。

● 頭部彎曲

第一步

　　請挺直頭部與胸椎，並將雙手伸至頭後方、將手指擺在後腦勺的位置。將頭部盡可能地向下伸展，並務必將胸椎挺直。將頸部盡可能地向下彎曲，直至底部。在進行伸展的同時，您可能會於頸椎深處沿著頸部感受到伸展疼痛。

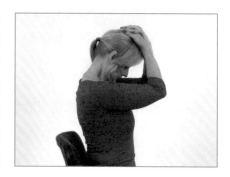

第二步

　　請逐漸增強施力，並在達到伸展極限位置後，用手將頭部固定在該位置，同時試圖使頭部向上伸展。在此同時，請增加手部控制力道，以使頭部位置保持不動。接著請停止並放輕鬆。

第三步

　　接著請再一次將頭部盡可能地向前伸展。

● 頭部向上伸展

第一步

　　請挺直頭部與胸椎，並以一隻手的手指抵住額頭中上部，接著將頭部逐漸往後下方推。請盡量將頸椎後仰至底部，並使頸椎的上部朝後下方伸展。在進行伸展的同時，您可能會於頸部後方感受到伸展疼痛，或是於頸部前方感受到強烈的緊繃。

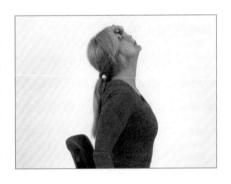

第二步

　　請逐漸增強施力，並在達到伸展極限位置後，用手將頭部固定在該位置，同時試圖使頭部向前伸展。在此同時，請增加手部控制力道，以使頭部位置保持不動。接著請停止並放輕鬆。

第三步

　　請再一次逐漸將頭部朝後下方伸展。

> ▶ 胸椎關節炎

胸椎關節炎的成因

因站姿與坐姿不良而產生的駝背問題會使身體正面的筋膜沾黏且逐漸收縮，而其所產生的拉力會使身體前傾，且上背會因此不斷前彎。為使上身挺直，胸椎的伸肌因此會需要更大的力道產生反向拉力，而結構上承受壓力的部位便是脊椎與椎間盤。

就原本天生的胸椎角度而言，壓力應是能夠被平均分攤的，而椎間盤與脊椎骨都能夠平均地受到擠壓與放鬆，進而獲得養分。然而，背部的彎曲角度一旦產生強烈變化，使身體結構單側受到壓迫並缺少放鬆，脊椎軟骨就會受到損害。

伴隨而來的疼痛與感覺異常問題

肌肉長期錯誤使用所產生的問題往往伴隨了肩胛疼痛，卻也可能在胸部附近產生刺痛，而此疼痛經常被錯誤診斷為肋間神經痛。事實上，它是位於胸椎位置的橫隔膜過度緊繃所導致的，而呼吸疼痛的症狀也可能伴隨著脊椎關節炎產生。

滾動式筋膜按摩

　　對於此關節炎問題，請於雙邊進行運動及滾動式筋膜按摩。您將會需要：小的滾球、小的滾棒、大的滾棒。

❶ 按摩胸骨至鎖骨

　　請於此部位使用小的滾球與小的滾棒。

❷ 按摩後背

　　請於此部位使用大的滾棒。

❸ 按摩肋骨至下背

　　請於此部位使用小的滾球。

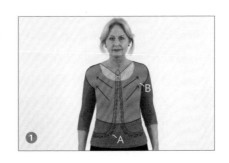

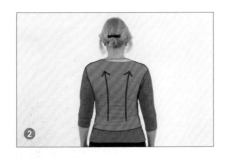

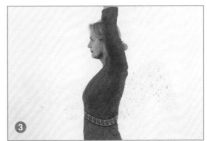

● 示範動作

　　請背靠地板躺下，並將腳曲起。以雙手抓住小的滾球，並置於右側胸骨下緣，之後沿著胸骨邊緣進行螺旋按摩至鎖骨尾端的位置（圖 ❶A）。請以同樣的方式於左側重複。

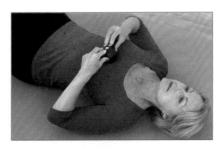

　　將小的滾球置於背部右側的肋骨下緣，並沿著下緣進行小幅度的螺旋按摩，直至前方劍胸骨的中央位置（胸骨的尾端）。請您繞

著這個三角形範圍進行小幅度的螺旋按摩。接著，您可以從左側肋骨下緣繼續開始，直至下背的位置（圖 ❸）。

請以雙手抓住小的滾棒，並將其置於右側胸骨邊緣的位置，接著滾動至右側肩膀（圖 ❶B）。若您為女性，在進行胸部筋膜按摩時請特別小心，或請避免。您可以略過胸部位置，並將胸部上方與下方分成兩次進行，而在左側的做法也是同樣的。

請將大的滾棒置於腰椎中央，並滾動至胸椎下方的位置（圖 ❷）。若抵著地板進行運動對您來說有困難，也可以抵著牆壁進行。您可以靠著牆，並將滾棒放在腰椎的中央位置，再透過膝蓋進行移動。在您將腳伸長的同時，滾棒會在牆壁上向上滾動。請重複此動作，直到胸椎尾端位置。

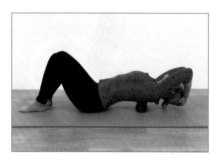
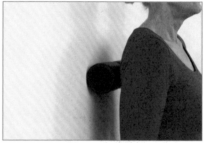

胸椎關節炎的運動

● 手臂朝後上方展開 10 度

第一步

在牆角找到一個適合自己的距離位置，其中的空間至少要使您能夠向前方伸展。將手水平以 10 度的角度朝上伸向雙邊，並將

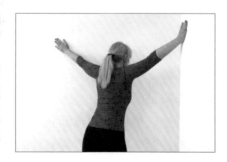

手放在牆上。接著將雙臂盡量地展開，並往後壓。為了達到伸展作用，您可以向前彎曲膝蓋或是往前方移動。請將脊椎挺直，並會隨之於肩膀、上臂、手肘，以及胸部範圍感受到伸展疼痛。

第二步

請逐漸增強施力，並在雙臂抵著牆達到伸展極限後，將身體固定在該位置。為了讓肩膀位置不會產生變動，您可以同時於手部進行施力。接著請慢慢放鬆。

第三步

請您再一次將身體逐漸向前方伸展。

● 胸椎向上伸展

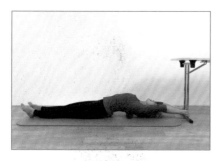 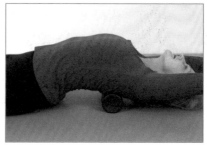

第一步

請平躺在地板上，並將小的或中的（或其他適合的滾棒）擺在胸椎下方，以能夠感受到更強烈的伸展效果。接著將雙手朝後上後方伸展，並抓住某個固定住的物體。例如您可以將伸出的手抓住兩支桌腳的上方，在逐漸將手的位置往下方移動。或是您可以在一開始提起臀部（同時將雙腿膝蓋彎曲），並在將手抓至物體底部後，

透過雙腿的輔助將臀部慢慢放下。在進行運動時，您主要會於肩膀與上背感受到伸展疼痛。

第二步

　　請將手捉住的位置慢慢地朝桌腳移動，並在達到伸展極限後，維持住此姿勢。為使肩膀與身體的位置不會產生變動，請增強手部的握力。接著請慢慢放鬆。

第三步

　　請再一次逐漸將手朝後上方盡量伸展，或將臀部朝下方移動。

● 胸椎旋轉

第一步

　　請坐在一張椅子上，並用雙腳勾住椅腳。請將身體向左轉，並抓住椅背，接著盡量繼續朝左邊旋轉。請盡可能地將上身保持直挺狀態，而您同時會在脊椎周遭與胸部範圍感受到伸展疼痛，而這種疼痛可能會是內部的。

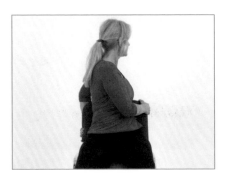

第二步

　　保持上一步姿勢，接著請努力試圖將身體向右旋轉，並在達到伸展極限後，維持住此姿勢。為使肩膀與身體的位置不會產生變動，請增強身體的施力。接著請慢慢放鬆。

第三步

請再一次盡可能地將上身逐漸向左旋轉。

● 橫隔膜伸展

第一步

請挺直上身坐在椅子上,並
捏住鼻子,同時用嘴巴深呼吸。
以吹熄生日蛋糕蛋糕蠟燭的方式
盡可能地吹出氣,您同時會於身
體內部或脖子感受到伸展疼痛。

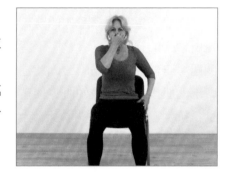

第二步

請將嘴巴閉上,並努力用被
捏住的鼻子模擬吸氣的動作。

第三步

請盡可能地將空氣呼出,並
重複第二步與第三步吸氣的動
作。

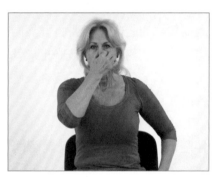

▶ 腰椎關節炎

腰椎關節炎的成因

我們一天當中不只會坐在書桌前、車子中、沙發上，還有人會坐著睡覺，這意味著我們的膝蓋長時間都是處於單側彎曲的狀態。這所帶來的結果就是骨盆、下背、腹部的肌肉緊繃問題與筋膜沾黏問題。身體前方的筋膜會因此逐漸失去彈性，並將身體向前拉，而背部的肌肉，尤其是伸肌，便需產生更大的拉力。同時，脊椎也因欲抵抗緊繃問題，承受了受過大且錯誤的負載。脊椎畢竟主要是被設計成作為引導的關節結構，一但被強迫用於乘載負荷，關節炎便會隨之產生。

若於背部相對位置感受到帶有灼熱感的疼痛，那麼便是來自於過度負載的肌肉。只要將強烈向前拉扯的筋膜緊繃程度正常化，這種疼痛便能夠很快地被終止。就算疼痛位於背部或膝蓋，也能成功使其退去。然而，若是發炎反應所引起的疼痛，就沒有辦法那麼快解決了。

伴隨而來的疼痛與感覺異常問題

此錯誤肌肉訓練所產生的疼痛會出現在腰椎上方或周邊的背部伸肌，或從兩旁延伸至後腰部。然而，若有椎間盤傷害、椎關節炎、骨刺或是其他的椎骨異常變化，則這些結構上的變化便可能會導致疼痛的產生。至於身體前方的疼痛可能會產生好發於慢性的恥骨發炎，而原因是您已經從本書中所學到的：前方的筋膜緊繃程度過大，使恥骨的骨膜承受了過大的壓力，可以說是發生於恥骨的網球肘症狀。

在操作針對關節炎的滾動式筋膜按摩與運動時，務必兩側都要進行。

滾動式筋膜按摩

於此部位進行滾動式筋膜按摩，您將會需要：小的滾球、小的滾球、大的滾棒。

❶ **按摩恥骨及髂骨**

請於此部位使用小的滾球。

❷ **按摩骶骨至胸椎**

請於此部位使用大的滾棒與大的滾球。

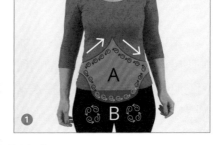

❸ **按摩臀部**

請於此部位使用小的滾球與大的滾球。

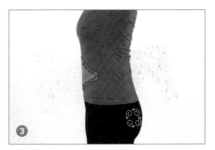

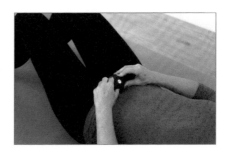

● **示範動作**

請背靠地板躺下，並將腳曲起。以雙手抓住小的滾球，並置於左側恥骨下緣，順時針方向沿著邊緣進行螺旋按摩至恥骨右側尾端的位置。請繼續進行小幅度

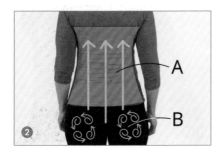

的螺旋按摩至右側骼骨（腸骨）處，並經過骼骨持續至右側。到了右側後，請您從骼骨上緣轉換至肋骨下緣（劍胸骨的下方），並沿著肋骨進行滾動按摩至左側。接著請您從肋骨下緣轉換至左側骼骨上緣，並沿著骼骨向前進行按摩至左側骼骨處。請在骼骨下方範圍與恥骨左側尾端位置進行按摩，並如剛開始那樣再次從恥骨上緣進行滾動按摩至右側尾端。相關說明請見圖❶A。

請以雙手抓著小的滾球，並於腹股溝下方的大腿關節前側與內側肌進行滾動按摩。這裡通常是壓力敏感的位置（見圖❶B）。

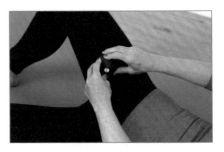

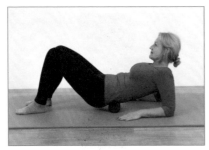

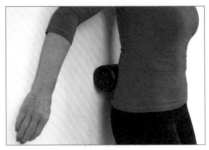

請以大的滾棒從骶骨進行滾動按摩至胸椎中央（見圖❷A）。若將背部靠在地上運動對您來說有困難，也可以靠在牆上進行。您可以靠在牆上，並將滾棒置於骶骨處，並憑著移動膝蓋位置進行。在伸展腿部的同時，您可以用手抓住滾棒，使其沿著牆向上滾動。請重複進行此動作，直到其抵達胸椎中間位置。

請坐在大的滾球上，或以臀部抵著滾球靠在牆上，並以螺旋的方式進行按摩（見圖❷B 與圖❸）。

腰椎關節炎的運動

● 腰椎關節前彎

第一步

請坐在椅子上，並將身體盡可能地朝地板向前彎，並盡可能地將胸椎挺直。在過程中，您可能會於背部、臀部或腹股溝感受到伸展疼痛。

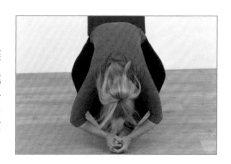

第二步

請逐漸增加身體前彎的力道，直到最大伸展極限，並透過手部使身體維持在固定姿勢。您可以藉由背部肌肉提供適當的施力，使身體的姿勢不會位移。接著請慢慢放鬆。

第三步

接著請您再一次盡可能地將腰椎向前彎曲。

● 髖關節向前伸展

第一步

　　請背靠桌子或五斗櫃站直，
接著將雙腿打開與臀部同寬的距
離。接下來將雙手向後抓住後方
的桌子或五斗櫃，並將腹股溝盡
可能地逐漸往前推，期間請將腰
椎保持挺直，並緊收腹部。在過
程中，您會於背部、腹股溝、臀
部或是腹部感受到伸展疼痛。

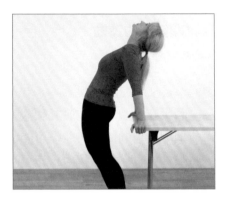

第二步

　　請逐漸增加將胸椎前彎的力道，直到最大伸展極限，並使身體
維持在固定姿勢。為了不使身體姿勢產生變動，請使腹部肌肉出
力。您的伸展幅度越小，越難降低緊繃程度。接著請慢慢放鬆。

第三步

　　接下來請再一次盡可能地將腹股溝往前推。

● **腰椎旋轉**

第一步

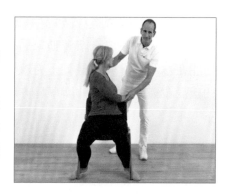

　　請坐在椅子上，並將雙腿勾住椅腳。接著將上背向左轉動，並在抓住椅背後繼續盡可能地往左轉，同時盡量保持挺胸。在此同時，您可能會於背部、腰部或是臀部感受到伸展疼痛。

第二步

　　維持上一步姿勢，將身體往右邊轉動，請逐漸增加身體的力道，直到最大伸展極限，以使身體維持在固定姿勢。為了不使肩膀與身體位置產生變動，請於身體增加施力。接著請慢慢放鬆。

第三步

　　請再一次盡可能地向左轉動。

● **腰椎單側彎曲**

　　針對此運動，您會需要我們的運動拉帶，或可以毛巾與皮帶取代。

第一步

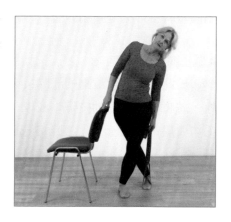

　　請挺直站立在一張您可以抓得住的桌子或椅子旁，並以左手抓住伸展帶，或是打好結的毛巾。至於皮帶，您則需要設定在

特定有效的長度。請在站穩後將左腳跨過右腳前方，並以右腳掌踩住伸展帶，並接著將身體向右側彎曲，同時將臀部向左推、將身體盡可能地往左側拉。請轉動您的臀部，並找到一個特定的角度，使您能在左側髂骨（腸骨）下方感受到最明顯的伸展疼痛。您在此處的感受會最明顯，但伸展疼痛亦可能出現在臀部、身體右側或右腳下方。

第二步

維持上一步姿勢，並將身體挺直拉伸，請盡可能地增加力道，使身體維持在固定姿勢。為了使身體的單側伸展姿勢不會產生移動，您可以在身體肌肉施加力道。您身體彎曲的幅度越小，能夠減緩緊繃的程度就越少。接著請慢慢放鬆。

第三步

請再一次盡可能地逐漸將臀部往右推，並將左手的伸展帶往下拉。

變體：當您換伸展身體右側時，請同時將手臂越過頭部伸展。

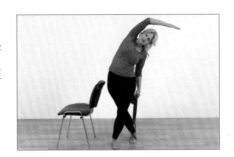

● 緊拉腳跟與臀部

於此部位進行滾動式筋膜按摩，您將會需要運動拉帶，或以毛巾與皮帶取代。

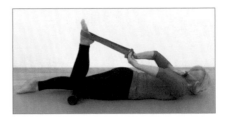

請以腹部著地，並舉起右腳，同時以拉帶、毛巾，或皮帶將其勾住。請盡量使腹部緊貼地面，並盡可能地將足部朝臀部方向拉。若仍沒有感受到明顯的伸展疼痛，請放置滾棒或書本於右膝下方，便會於大腿正面、腹股溝或是膝蓋感受到伸展疼痛。

第二步

接著試著將右腳伸直，並逐漸增加拉力，使右側腹股溝緊貼地面，以維持在固定姿勢。為使大腿正面的伸展運動不會產生變化，您可以增加施力。最重要的是，不可以將腹股溝抬起。

第三步

請再一次盡可能地將右腳往臀部方向拉。

> ▶ 骶骼關節炎

骶骼關節炎的成因

對於骶骼關節炎很關鍵的成因之一就是久坐，這會帶來顯著不良的影響。由於我們臀胯部的肌肉與筋膜向前伸展，使臀部的肌肉得產生更大的反向拉力，進而產生緊繃問題。若不正視這個問題，最嚴重可能導致您往後須藉由助行器的輔助才能行走。

長時間下來會造成肌肉退化，並使肌肉逐漸向前拉扯。向前與向後的拉力會日復一日地增加，並使骨盆周遭的骶骼關節承擔壓力，接著毫不意外地產生了關節炎，因 它不斷地受到擠壓，且無法進行養分攝取。骶骼關節的疼痛問題是因關節過度擠壓所造成的，與關節炎本身並無關聯。

伴隨而來的疼痛與感覺異常問題

骶骼關節的疼痛可能會伴隨了臀部、臀胯部、腹股溝，甚至坐骨神經的疼痛。惱人的坐骨神經痛甚至還可能朝足部延伸，並於臀部出現刺痛、於足部出現感覺異常問題，而這都與血管及神經受到壓迫有關。

滾動式筋膜按摩

若您的時間實在不多，則請針對此關節炎問題進行單側的運動與滾動式筋膜按摩，但兩側同時進行的整體效果當然會是更好的，也能為尚未有關節炎問題的關節進行預防。

於此部位進行滾動式筋膜按摩，您將會需要：大的滾球、小的滾球、大的滾棒。

❶ 按摩腹股溝與髖關節

　　請於此部位使用小的滾球。

❷ 按摩骶骨及臀部

　　請於此部位使用大的滾球。

❸ 按摩髂骨

　　請於此部位使用大的滾棒。

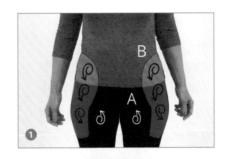

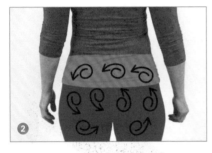

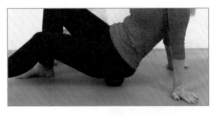

● 示範動作

　　以臀部坐在大的滾球上，並
以小幅度螺旋自骶骨按摩至臀
部。如圖❷所示。

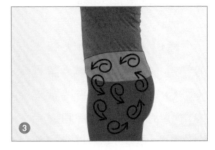

　　若您無法躺在地上進行此運
動，也可以靠在牆上，並透過膝
蓋的彎曲與伸直進行滾動按摩，
使滾球以螺旋狀作用於臀部。

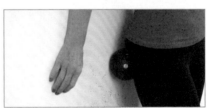

　　請以雙手抓住小的滾球，並於大腿上方的近腹股溝處進行滾動按摩，此處為一位於大腿前方與側邊肌肉的交接點（圖❶A）。請您將按摩部位擴及此部位下方與髖關節側邊位置（圖❶B）。

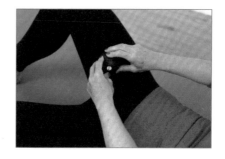

　　請以大的滾棒自大腿上方側邊進行滾動按摩至髂骨（圖❸），並在期間持續變換角度，使其不只有側邊受到作用，還能包含側邊的前方與後方。

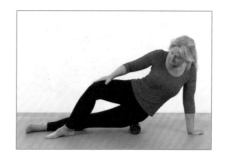

針對骶髂關節炎的運動

● 90 度臀部伸展

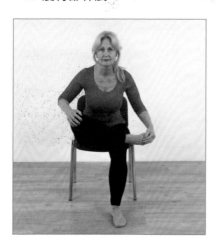

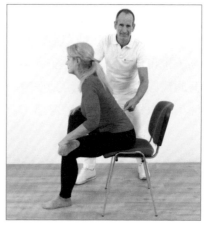

請您坐在椅子上，並將右腳成 90 度擺在左腳上。接著挺直上身，並將腰部前彎。請運用您的髖關節，並盡可能地將身體向前彎，而身體與骨盆請維持不動。在此同時，您會於臀部、大腿，或是腹股溝位置感受到伸展疼痛。

繼續上一步姿勢，並逐漸將身體前壓至最大極限後，請維持住此姿勢。為使臀部位置不會產生移動，您可以適度地增加施力。

請您再一次盡可能地將骨盆與上背間的腰部向前彎。切記，請使用腰部。

● 45 度臀部伸展

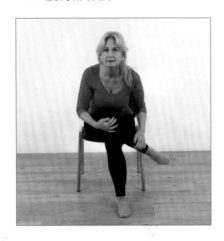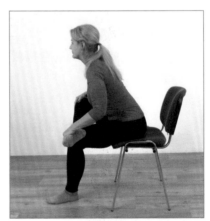

第一步

　　請您坐在椅子上，並再次將右腳跨在左腳上。接著用左手將足部向後拉，使膝蓋呈現 45 度彎曲狀。請使上身保持挺直，並將腰部盡可能地向前彎曲。請運用您的髖關節，並盡可能地將身體向前彎，而身體與骨盆請維持不動。在此同時，您會於臀部、大腿，或是腹股溝位置感受到伸展疼痛。

第二步

　　當您將右大腿向下往左大腿壓，並逐漸施力至最大極限後，請維持住此姿勢。為使臀部位置不會產生移動，您可以適度地增加施力。

第三步

　　請您再一次盡可能地將骨盆與上背間的腰部向前彎。切記，請使用腰部。

● **135 度臀部伸展**

　　在進行此運動時，您會需要運動拉帶，或可以毛巾或皮帶代替。

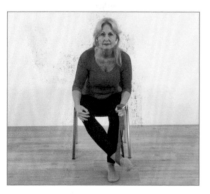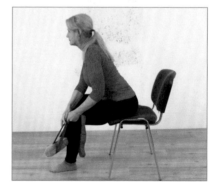

第一步

　　請坐在椅子上，並將右腳踩在拉帶或代替的毛巾或皮帶上。將其盡可能地向上拉，直到膝蓋呈 135 度彎曲狀。使用髖關節的力量將腰部挺直，並盡可能地將上背向前彎曲，同時使上肢與骨盆位置維持不動。在此同時，您會於臀部、大腿或腹股溝感受到伸展疼痛。

第二步

　　當您將右小腿向下往左小腿壓，並逐漸施力至最大極限後，請維持住此姿勢。為使臀部位置不會產生移動，您可以適度地增加施力。

第三步

　　請您再一次盡可能地將骨盆與上背間的腰部向前彎。切記，請使用腰部。

● **腰臀伸展**

第一步

　　請您站直，並將雙腳打開與臀部同寬、將腳趾向前。接著將右腳往後踩一步的距離，並將上身挺直。請透過髖關節盡可能地將身體向後彎，並使上背與骨盆位置保持不動。最好可以同時將腹股溝往前推進。在此同時，您可能會於腹股溝、大腿上方或髖關節感受到伸展疼痛。

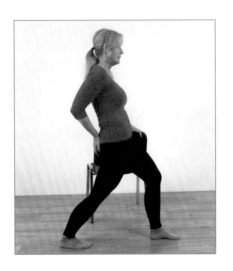

第二步

　　當您透過向前伸展的腿部逐漸施力於右腳至最大極限後，請維持住此姿勢。為使臀部位置不會產生移動，您可以適度地增加施力。

第三步

　　請您再一次透過骨盆與上背間的腰部使身體盡可能地向後彎。切記，請使用腰部。

肩關節炎的成因

　　導致肩關節炎的重要成因之一就是太少使用。為使肩關節的活動可以更靈活，關節窩的大小明顯小於上臂的關節頭。肩關節可以說是人體上最靈活的關節。我們在日常生活中平均只使用了肩關節活動角度的 2%，這當然會對其產生相當大的不良影響，而原因我們已在先前的篇章做過說明。

　　例如當我們坐在書桌前工作時，手臂會垂直朝下或朝前方 45度，這尤其會使胸部範圍的筋膜產生收縮。由於關節窩不大，其與骨頭的小接觸面會承受相對較大的負擔，而較大的壓迫會直接作用於關節處。同時，由於關節頭獲得接觸的面積較小，獲得擠壓與釋放的機會也較少，使養份的攝取較不容易，進而因如旋轉肌群而產生關節炎。

伴隨而來的疼痛與感覺異常問題

　　肩關節炎可能會於肩膀周遭產生疼痛，例如胸部、肩胛骨、手臂等在肩膀放射狀範圍內的部位。此外，還會於手指產生如刺痛與麻木等感覺異常問題，而夜間因神經受到壓迫的緣故，手臂還可能不聽使喚。

滾動式筋膜按摩

　　於此部位進行滾動式筋膜按摩，您將會需要：小的滾球、小的滾棒、大的滾棒。

　　若您實在沒有時間針對此關節炎問題進行完整的運動與滾動式
筋膜按摩，可選擇僅於患部進行。當然，雙邊且完整的運動對於您
身體的整體狀態與關節炎防範都能有更好的效果。

❶ 按摩胸骨至鎖骨及手肘

　　請於此部位使用小的滾棒、
小的滾球、大的滾棒。

❷ 按摩手肘及肩胛骨

　　請於此部位使用大的滾球、
小的滾球、大的滾棒。

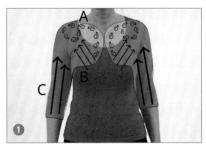

❸ 按摩手肘至肩膀及肩胛骨上方

　　請於此部位使用小的滾球與大的滾棒。

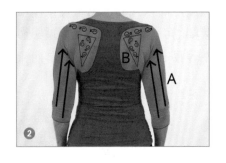

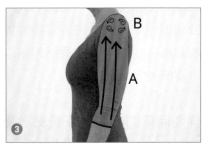

● 示範動作

　　請以雙手抓住小的滾球，並
於右側胸骨下緣開始以螺旋狀進
行滾動按摩。請您按摩跨過胸骨
至鎖骨下緣，並繼續從鎖骨下緣
向外按摩至關節凹槽處（圖
❶A）。

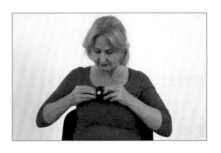

接著，請您以雙手抓住小球，並沿著左側胸骨邊緣進行按摩至右肩處（圖❶B）。女性請注意，在進行胸部筋膜按摩時請特別小心，或請避免。您可以略過胸部位置，並將胸部上方與下方分成兩次進行。

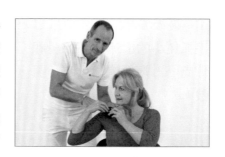

請於左側重複上述動作。

請將大的滾棒垂直貼於牆面，並以拇指向上的手勢於手肘至肩膀間進行滾動按摩，側邊（圖❸A）、後側（圖❷A）。

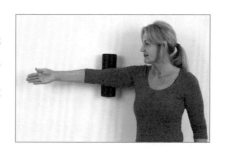

請自手肘處進行滾動式按摩至腋下位置（圖❶C）。

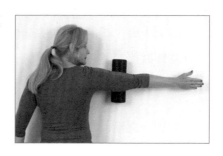

接著請您背對牆壁，並將大的滾球置於肩胛骨位置，再透過移動身體使其以螺旋狀於肩胛骨處進行滾動（圖❷B）。

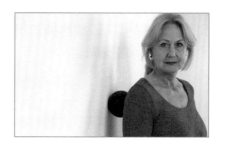

最後要請您例外地以單手抓住小的滾球，並於肩胛骨處上方進行滾動按摩（圖❸B）。

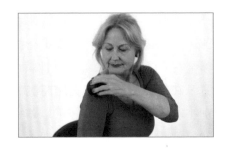

肩關節炎的運動

● 手臂向後伸展 45 度

第一步

請您靠牆站著，並向手臂朝後上方進行伸展。請將手臂以水平 45 度置於牆上，並將身體向左轉，以將手臂盡可能地向下壓。請將脊椎挺直，而您此時會於肩膀、上臂、手肘或胸部範圍感受到伸展疼痛。

第二步

請您在逐漸於手臂與手部往牆上施加壓力至最大程度後維持住姿勢。為使此身體姿勢不會產生移動，您可以適當地施加壓力。接著請您慢慢放鬆。

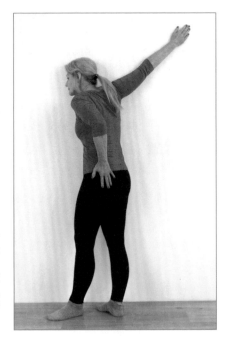

第三步

請您再一次逐漸往左邊轉動。

● 手臂朝後上方伸展

第一步

　　請您在位於牆壁一步的距離站直，並將手臂上舉後置於牆上。請您逐漸將手臂往後上方壓，這時身體會慢慢往牆壁靠近。請將脊椎挺直，而您這時多半會於肩膀，或是上臂、手肘、胸部範圍感受到伸展疼痛。

第二步

　　請您在逐漸於手部往牆上施加壓力至最大程度後維持住姿勢。為使此身體姿勢不會產生移動，您可以適當地施加壓力。接著請您慢慢放鬆。

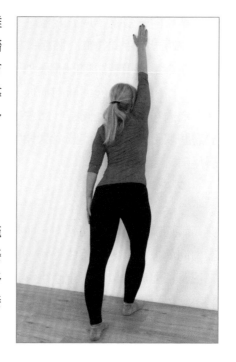

第三步

　　請您再一次盡可能地將肩膀往牆壁靠近，以使手臂更能夠往上後方伸展。

● 手臂朝後下方拉展

第一步

　　請背向一張桌子或五斗櫃站立，並將一隻手向後伸、將手掌穩放在桌上。接著請您向前移動整個身體，並使肩膀逐漸向前伸展至最大角度。在此同時，您會於肩膀或上臂至手肘間感受到伸展疼痛。

第二步

　　請逐漸於手部施加壓力，並盡力向前拉伸時，維持住姿勢。為使背部與肩膀位置不會產生移動，您可以適當地施加壓力。接著請您慢慢放鬆。

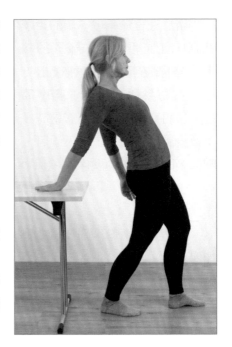

第三步

　　接著請您再一次盡可能地逐漸向前伸展。

● 手臂向後下方拉展

第一步

　　請您面向牆壁，並將單隻手臂靠牆向上伸展。接著將手肘向後彎，並抓向肩膀。在將手肘抵著牆壁盡可能地向後伸展時，請您慢慢往牆壁走近，或在緊貼牆壁時，嘗試向前傾身。請將脊椎保持直立，而您會在此同時於肩膀、上臂或手肘感受到伸展疼痛。

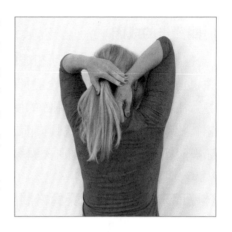

第二步

　　在您逐漸將手肘於牆壁施加壓力至最大程度後，請維持姿勢。同時在嘗試將手臂伸直時，將手按住。為使身體與手臂位置不會產生移動，您可以適當地施加壓力。接著請您慢慢放鬆。

第三步

　　請您再一次將手肘盡可能地向後壓，並嘗試將手肘向後彎曲。

▶ 肘關節炎

肘關節炎的成因

　　肘關節是由三個部分所組成的，而一如我們其他的關節，它往往也是活動角度未獲得完全發揮的關節。尤其像建築工人這類從事勞力性工作的人，他們肘關節的使用與負擔比一般人更單向化。我們認為，常坐在辦公桌或電腦桌前工作的人有較大的可能有隱性肘關節炎，因為他們沒有單側肌肉緊繃的症狀，所以無法產生疼痛警訊。

伴隨而來的疼痛與感覺異常問題

　　肘關節炎會產生疼痛的部位非常多，例如肘關節的外側（網球肘）與內側（高爾夫球肘）。此外，伸展下臂範圍的肌痙攣疼痛、手腕腱鞘囊腫、腕隧道症候群、腱鞘炎都有可能伴隨產生。導致肘關節炎產生的肌肉與筋膜緊繃問題也可能於下臂產生相同的症狀。

　　若您實在沒有時間針對此關節炎問題進行完整的運動與滾動式筋膜按摩，可選擇僅於患部進行。當然，雙邊且完整的運動對於您身體的整體狀態與關節炎防範都能有更好的效果。

滾動式筋膜按摩

　　於此部位進行滾動式筋膜按摩，您將會需要：小的滾球、小的滾棒、大的滾棒、大的滾球。

❶ 按摩手臂內側及關節窩

　　請您於此部位使用大的滾棒、小的滾棒，小的滾球。

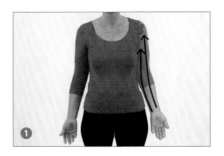

❷ 按摩手臂外側

　　請您於此部位使用大的滾棒。

❸ 按摩手臂側邊

　　請您於此部位使用大的滾棒、小的滾棒、大的滾球、小的滾球。

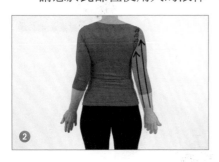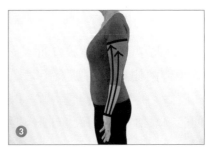

● 示範動作

　　請將大的滾棒垂直貼於牆面，將身體背對牆壁，並自手腕滾動至肩膀（圖❷與圖❸）。請盡量伸展手臂，以便能夠滾動到更大範圍的肌肉網絡。

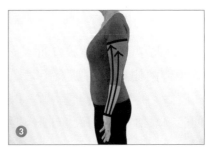

　　請將大的滾棒垂直貼於牆面，身體面對牆壁，並自手腕滾動至腋下位置（圖❶）。請盡量伸展手臂，以能夠滾動到更大範圍的肌肉網絡。

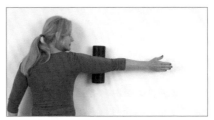

　　請以雙手抓住小的滾球，並於關節窩處（圖❶）進行滾動。

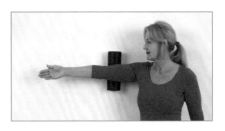

請將大的滾球或小的滾球靠於牆面，並於肩胛骨外圍處進行滾動。

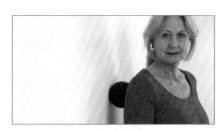

請將小的滾棒置於桌面，並於手臂內側進行滾動至手肘處（圖❶）。請盡量伸展手臂，以便能夠滾動到更大範圍的肌肉網絡。

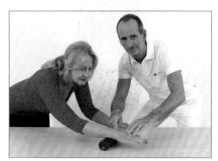

請將小的滾棒置於桌面，並於手臂外側進行滾動至手肘處（圖❶）。請盡量伸展手臂，以便能夠滾動到更大範圍的肌肉網絡。

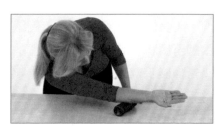

肘關節炎的運動

● 手臂呈 10 度向內朝後方伸展

第一步

請站在牆壁前方，並將右臂向後朝外伸展。請以水平 10 度的高度將手臂靠在牆上，並將其盡可能地向後方壓，而身體同時

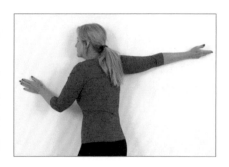

向左轉。請將脊椎挺直，而您此時會在肩膀、上臂，手肘，或是胸部範圍感受到伸展疼痛。

第二步

　　於抵住牆的手部與手臂逐漸施加壓力至最大程度後，請將身體維持在固定姿勢。為使身體位置不會產生移動，您可以適當地施加壓力。接著請您慢慢放鬆。

第三步

　　接著請您再一次逐漸將身體向左轉。

● 手臂呈 10 度向內

第一步

　　請站在牆壁前方，並將右臂向後朝內伸展。請以水平 10 度的高度將手臂靠在牆上，並將其盡可能地向後方壓，而身體同時向左轉。請將脊椎挺直，而您此時會在肩膀、上臂，手肘，或是胸部範圍感受到伸展疼痛。

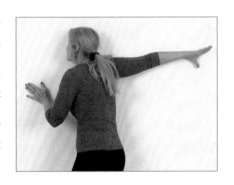

第二步

　　於抵住牆的手部與手臂逐漸施加壓力至最大程度後，請將身體維持在固定姿勢。為使身體位置不會產生移動，您可以適當地施加壓力。接著請您慢慢放鬆。

第三步

　　接著請您再一次逐漸將身體向左轉。

● 手臂向上朝後方彎曲

第一步

　　請您將手臂垂直向上往靠著牆後伸展，並於手肘處彎曲、試圖抓住肩膀。請逐漸靠牆將手肘往後壓，同時您可以慢慢往牆壁走近。若您已緊鄰牆壁，可以試著向前傾身。請將手部盡可能地往肩膀壓，同時將脊椎挺直。您可能會在此時於肩膀、上臂，或手肘處感受到伸展疼痛。

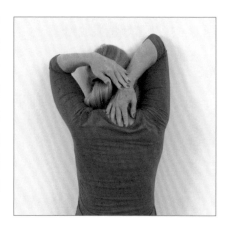

第二步

　　在您逐漸將手肘於牆壁施加壓力至最大程度後，請維持姿勢。同時在嘗試將手臂伸直時，將手按下。為使身體與手臂位置不會產生移動，您可以適當地施加壓力。接著請您慢慢放鬆。

第三步

　　請您再一次將手肘盡可能地向後壓，並嘗試將手肘向後彎曲。

● 手部伸展

第一步

　　請您站在一張桌子前，並將
手臂向下伸展，使手肘完全處於
伸直狀態。請您將手臂向外轉
動，並以此姿勢將其置於桌面
上，使指頭朝向自己，同時將拇
指與食指併攏。請透過肩膀進行
移動，並使身體盡可能地逐漸向
後退，而您會同時於腕部感受到
伸展疼痛。

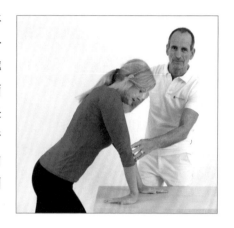

第二步

　　在您逐漸於手掌與手指施力，使其緊貼桌面至最大程度後，請
維持住此姿勢。為使手臂位置不會產生移動，您可以適當地增加施
力。接著請您慢慢放鬆。

第三步

　　請您再一次透過肩膀進行移動，並使身體盡可能地逐漸向後退。

● 彎曲拳頭

第一步

　　請您站在一張桌子前，並將手臂向下伸展，使手肘完全處於伸
直狀態。請將拇指置於掌心，並握成拳頭狀，接著彎曲腕關節。請
將下臂盡可能地向內伸展，並將手背緊貼桌面。若桌面對您來說太
硬了，可以放上一個枕頭。請以另一隻手將拳頭握住，使其不會打

顳顎

頸椎

胸椎

腰椎

骶髂

肩

肘

腕

腕掌

指間與指末端

髖

膝

足踝

腳姆指

開，接著透過肩膀將身體往右移動（拇指關節所朝的方向），以增加腕關節的彎曲程度。在此同時，您可能會於手背或腕關節感受到伸展疼痛。

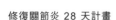

第二步

在逐漸施加力道於握住拇指的拳頭至最大程度後，請您維持住此姿勢。為使手臂與腕關節的位置不會產生移動，您可以適當地增加施力。接著請您慢慢放鬆。

第三步

接著請您再一次盡可能地逐漸透過肩膀將身體向右移動。

▶ 腕關節炎

腕關節炎的成因

　　手腕關節及手指的關節炎與關節疼痛問題密不可分。手指的問題多與其彎曲活動有關，例如抓東西、握住筆與餐具、緊捏東西、敲打鍵盤、操控滑鼠，以及彈鋼琴或吉他。只要手指彎曲，便會使伸肌緊縮。這是高度肌肉緊繃與筋膜緊縮的開端，同時反向伸肌會放鬆，因而於指關節、拇指關節，以及腕關節產生了疼痛問題。這種圍繞在下臂與手腕的緊繃程度之後會逐漸增加。

伴隨而來的疼痛與感覺異常問題

　　單側肌肉與筋膜的錯誤訓練會導致網球肘，以及腕關節、指關節、拇指關節的疼痛，以及腕關節、指關節、拇指關節的關節炎，甚至於腕隧道症候群、腱鞘炎，以及高爾夫球肘。

　　若您實在沒有時間針對此關節炎問題進行完整的運動與滾動式筋膜按摩，可選擇僅於患部進行。當然，雙邊且完整的運動對於您身體的整體狀態與關節炎防範都能有更好的效果。

滾動式筋膜按摩

　　於此部位進行滾動式筋膜按摩，您將會需要：小的滾棒。

❶ 按摩下臂內側

　　請於此部位使用小的滾棒。

❷ 按摩下臂外側

　　請於此部位使用小的滾棒。

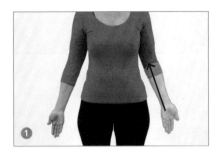
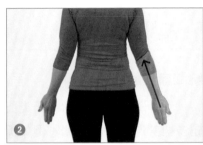

● 示範動作

　　請將小的滾棒置於桌面上，並於下臂內側自拇指關節滾動至手肘處（圖❶）。請盡量伸展下臂，以能夠按摩到較大範圍的肌肉與筋膜網絡。

　　請將小的滾棒置於桌面上，並於下臂外側自拇指關節滾動至手肘處（圖❷）。請盡量伸展下臂，以能夠按摩到較大範圍的肌肉與筋膜網絡。

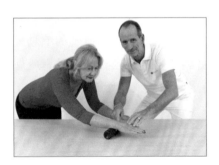
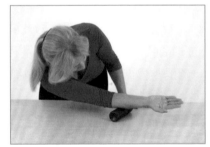

腕關節炎的運動

● 腕關節彎曲

第一步

請站在一張桌子前，並將手臂向下伸展，使手肘完全打直。請將拇指置於掌心，並握成拳頭狀，接著彎曲腕關節。請將下臂盡可能地向內，並將拳頭的手背緊貼桌面。若桌面對您來說太硬，可以在下方墊一個枕頭。請以另一隻手將拳頭握住，使其不會打開，接著透過肩膀將身體往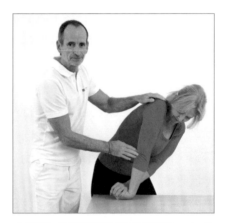右移動（拇指關節所朝的方向），以增加腕關節的彎曲程度。在此同時，您可能會於手背或腕關節感受到伸展疼痛。

第二步

在逐漸施加力道於握住拇指的拳頭至最大程度後，請您維持住此姿勢。為使手臂與腕關節的位置不會產生移動，您可以適當地增加施力。接著請您慢慢放鬆。

第三步

接著請您再一次盡可能地逐漸透過肩膀將身體向右移動。

● 腕關節伸展

第一步

　　請您站在一張桌子前，並將手臂向下伸展，使手肘完全處於伸直狀態。請您將手臂向外轉動，並以此姿勢將其置於桌面上，使指頭朝向自己，同時將拇指與食指併攏。請透過肩膀進行移動，並使身體盡可能地逐漸向後退，而您會同時於腕部感受到伸展疼痛。

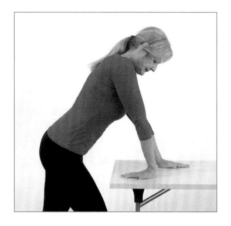

第二步

　　在您逐漸於手掌與手指施力，使其緊貼桌面至最大程度後，請維持住此姿勢。為使手臂位置不會產生移動，您可以適當地增加施力。接著請您慢慢放鬆。

第三步

　　請您再一次透過肩膀進行移動，並使身體盡可能地逐漸向後退。

▶ 腕掌關節炎

腕掌關節炎的成因

　　腕掌關節炎的情形如同前述腕關節炎，特別值得一提的是，症狀嚴重的患者往往伴隨了簡訊指，從其名稱看來，大概不需多加說明原因了。只要觀察一個人在手機上的打字速度，便不難想像其肌肉收縮的程度，藉此便能大略估算他罹患關節炎的機率了。同樣的概念亦適用於電腦鍵盤打字上，唯一的差別只在於，在敲打電腦鍵盤時，手指要多按壓數公克的重量，但若仔細一算，只要 4 週下來，同一個手指區域所承受的壓力便相當可觀。對於這種因小幅度活動而產生的緊繃問題，腕關節也在其中扮演了角色，而軟骨在每一次的活動中也承受了壓力。一部分的軟骨會受到磨損，而另一部分則會缺乏養分，至於疼痛則如往常地由肌肉與筋膜的緊蹦所導致。

伴隨而來的疼痛與感覺異常問題

　　在拇指周圍所產生的疼痛會使其完全無法活動，甚至連抓握都顯得吃力。疼痛感甚至會擴散至下臂。

　　若您實在沒有時間針對此關節炎問題進行完整的運動與滾動式筋膜按摩，可選擇僅於患部進行。當然，雙邊且完整的運動對於您身體的整體狀態與關節炎防範都能有更好的效果。

滾動式筋膜按摩

　　於此部位進行滾動式筋膜按摩，您將會需要：小的滾球、小的滾棒。

❶ 按摩下臂內側

　請您於此部位使用小的滾棒。

❷ 按摩下臂外側

　請您於此部位使用小的滾棒。

❸ 按摩手掌

　請您於此部位使用小的滾球。

❹ 按摩手背

　請您於此部位使用小的滾球。

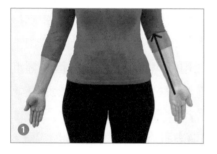
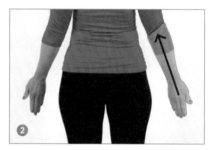

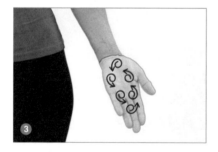
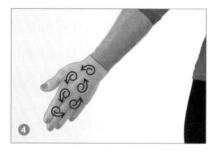

● 示範動作

請將小的滾棒置於桌面上，並於下臂內側自拇指關節處進行滾動按摩至手肘位置（圖❶）。請將下臂盡可能地伸展，以按摩到更大範圍的肌肉與筋膜網絡。

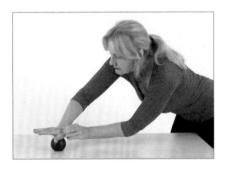

請將小的滾棒置於桌面上，並於下臂外側自手背進行滾動按摩至手肘位置（圖❷）。請將下臂盡可能地伸展，以按摩到更大範圍的肌肉與筋膜網絡。

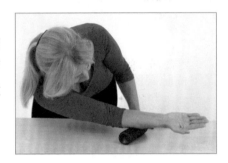

請將滾球置於桌面上，並以小幅度螺旋狀於拇指、拇指關節，以及掌心進行滾動按摩（圖❸）。之後請將手掌置於桌面，並以另一隻手握住滾球，於手臂及拇指關節處進行滾動按摩（圖❹）。

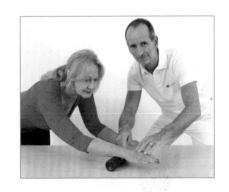

腕掌關節炎的運動

● 拇指及拳頭彎曲

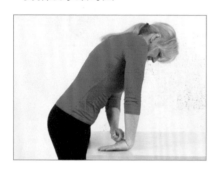 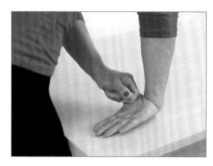

第一步

　　請站在一張桌子前，並將雙手向下伸，使手肘保持伸直狀態。請彎曲腕關節，並將下臂盡可能地向內伸展，同時將手背按在桌上。若您認為桌面太硬，可於下方墊一個枕頭，接著以另一隻手握住拇指，將其盡可能地內壓彎曲。在此同時，請您將伸直的手臂向後移動，使置於桌面上的腕關節能夠獲得更大的彎曲，而您為因此於手背與手腕關節感受到伸展疼痛。

第二步

　　在逐漸施加壓力於置於桌面上手掌的拇指至最大程度後，請在試圖將拇指伸直的同時，將身體維持在固定姿勢。為使手臂及腕關節的位置不會產生移動，您可以適當地施加壓力。接著請您慢慢放鬆。

第三步

　　請您再一次盡可能地將拇指內壓彎曲，並使腕關節的位置維持不動。

● 腕關節及拇指伸展

第一步

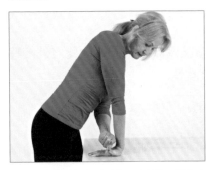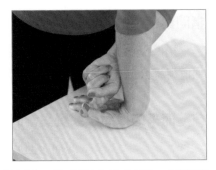

　　請您站在桌前，並將手臂向下伸展，使手肘完全打直。接著將手臂向外轉動，並將手掌置於桌上，使手指朝向自己，同時將拇指與食指靠攏。請透過肩膀使身體逐漸遠離桌面，並以另一隻手拉動拇指，使其向上伸展。在此同時，您會於腕關節周圍及拇指關節感受到伸展疼痛。

第二步

　　在您逐漸於拇指施展力道至最大程度後，請維持住身體姿勢。為使手臂與拇指位置不會產生變動，您可以適當地施加力道。接著請您慢慢放鬆。

第三步

　　請您再一次透過肩膀使身體朝食指指向移動，並將拇指盡可能地向上伸展。

▶ 指間與指末端關節炎

指間與指末端關節炎的成因

指關節炎的成因與腕關節炎與掌腕關節炎相同，除此之外，特別值得提及的是，指關節炎較好發於女性。

伴隨而來的疼痛與感覺異常問題

手指患部會產生疼痛，且可能蔓延至手部或下臂，使抓握動作受到限制，同時手指常難以伸直。

若您實在沒有時間針對此關節炎問題進行完整的運動與滾動式筋膜按摩，可選擇僅於患部進行。當然，雙邊且完整的運動對於您身體的整體狀態與關節炎防範都能有更好的效果。

滾動式筋膜按摩

於此部位進行滾動式筋膜按摩，您將會需要：小的滾球、小的滾棒。

❶ 按摩手臂內側

請於此部位使用小的滾棒。

❷ 按摩手臂外側

請於此部位使用小的滾棒。

❸ 按摩手掌

請於此部位使用小的滾球。

❹ 按摩手背

請於此部位使用小的滾球。

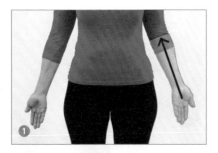

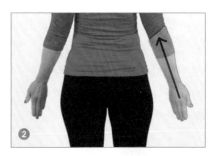

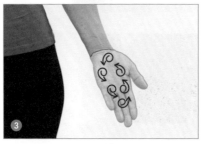

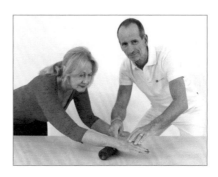

● 示範動作

　　請將小的滾棒置於桌面，並
於手部內側與下臂自指尖至手肘
進行滾動按摩。

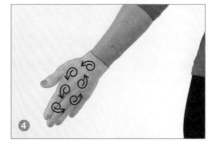

　　請將下臂盡量伸直，以按摩
到更大範圍的肌肉與筋膜網絡，
並於患部進行加強。在加強手部
時，請將手部置於凹凸表面上，
並以另一隻手按於其上。接著以
同樣的方法藉由小的滾球進行螺
旋按摩。

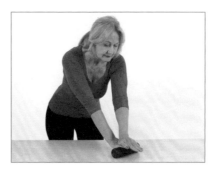

請將小的滾棒置於桌面上，
並於手背開始進行滾動按摩，經
過手指外側與下臂外側至手肘。
請盡量伸展下臂，以按摩到更大
範圍的肌肉與筋膜網絡。

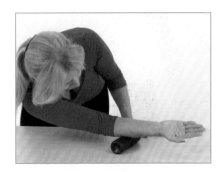

請在於手指進行按摩時進行
加強，並透過另一隻手提供輔
助。

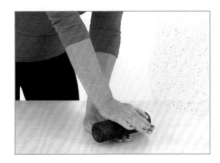

請使用小的滾球於手背與手
指進行額外的螺旋狀按摩。

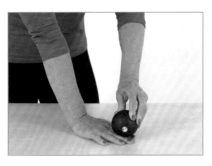

指關節炎的運動

● 指頭與手部彎曲

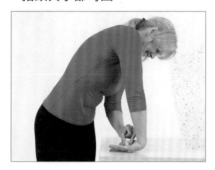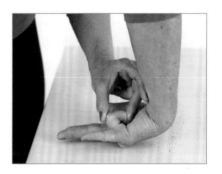

第一步

　　請您站在桌前，並將手臂向下伸展，使手肘完全打直。接著彎曲腕部，並將下臂盡可能地朝內伸展。請將手臂置於桌面，若認為桌面太硬，可墊上一個枕頭。請用另一隻手的指頭固定指關節炎的指頭，並將其盡可能地向彎曲的腕部「捲動」，同時加強指頭中端與末端的關節。請您同時透過肩膀將身體朝手指所指的方向進行移動，以使手腕能夠盡可能地彎曲。在此同時，您會於患指關節炎的手指、手背，以及手腕感受到伸展疼痛。

第二步

　　在您透過另一隻手的手指逐漸於患指關節炎的手指施展力道至最大程度後，請維持住身體姿勢。為使手腕及手指位置不會產生變動，您可以適當地施加力道。接著請您慢慢放鬆。

第三步

　　請您再一次盡可能地將手指朝彎曲的腕部進行捲動，並維持住手腕位置。

● 指關節與腕關節伸展

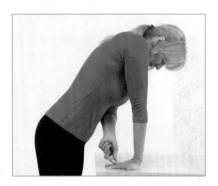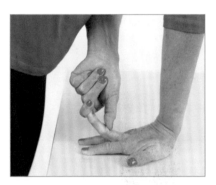

第一步

　　請您站在桌前，並將手臂向下伸展，使手肘完全打直。接著將手臂向外旋轉，並將手部以手掌貼於桌面，使手指指向自己。將拇指與食指緊貼，同時透過肩膀使身體逐漸向後移動。以另一隻手握住患指關節炎的手指，並將其向上拉，並特別加強指頭中端與末端的關節伸展。在此同時，您可能會於手指與手腕感受到伸展疼痛。

第二步

　　在您透過另一隻手逐漸於患指關節炎的手指施展力道至最大程度後，請維持住身體姿勢。為使手腕及手指位置不會產生變動，您可以適當地施加力道。接著請您慢慢放鬆。

第三步

　　請您再一次逐漸透過肩膀使身體向後移動，同時將手指盡可能地向上伸展，並於指頭中端與末端的關節進行加強。

▶ 髖關節炎

髖關節炎的成因

對於髖關節炎，久坐是一項很重要的影響因素，因為坐姿會影響到我們的臀部與腿部，並使其中的曲肌緊縮。尤其悠閒地以半躺姿式坐在沙發上時，對於腿部伸肌的影響尤其顯著。此外，我們在行走時的每一步也會對臀部伸肌及其相關肌群產生緊縮作用。且由於我們在採取坐姿、站姿，以及行走時，腿部都不太會向兩旁伸展，以至於內側的肌肉與筋膜逐漸變得沒有彈性。相較於此，腿部外側的肌肉與筋膜則是嚴重緊縮，而不管內側或外側的筋膜緊縮，都會對髖關節產生影響。此外，臀部肌群也扮演了重要的角色，因為在進行站立或跑步時，其會呈現緊繃狀態，以維持身體平衡。

上述現象都是導致關節髖關節磨損的原因，而後期產生的髖關節炎就是最好的證明。

有趣的是，許多案例都顯示，在產生髖關節炎的過程中，患部並不一定會出現疼痛。依據我們的經驗，原因可能是髖關節周圍的過度緊繃狀態透過行走而被抵銷了，亦即不斷地向前彎曲與向後伸展。在許多案例中都顯示，這樣的活動明顯能夠不使疼痛警訊產生。

伴隨而來的疼痛與感覺異常問題

可能同時伴隨著髖關節炎而來的疼痛有許多種，其可能會出現在腹股溝，也可能會出現在髖關節本身、大腿內側或上端、臀部，或是在腿部後側以坐骨神經痛的形式出現。伴隨而來的感覺異常狀態也有許多種，例如刺痛感或是於髖關節周圍往下至腿部，甚至腳掌產生的失覺。這些都是可能伴隨著髖關節炎，且因髖關節周圍筋膜與肌肉過度緊繃而產生的症狀。

　　若您實在沒有時間針對此關節炎問題進行完整的運動與滾動式筋膜按摩，可選擇僅於患部進行。當然，雙邊且完整的運動對於您身體的整體狀態與關節炎防範都能有更好的效果。

滾動式筋膜按摩

　　於此部位進行滾動式筋膜按摩，您將會需要：小的滾球、大的滾棒、大的滾球。

❶ 按摩大腿

　　請於此部位使用大的滾棒與小的滾球。

❷ 按摩大腿外側至髂骨

　　請於此部位使用大的滾棒。

❸ 按摩大腿背側及臀部

　　請於此部位使用大的滾棒與大的滾球。

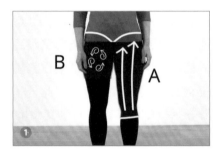

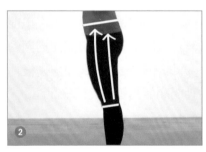

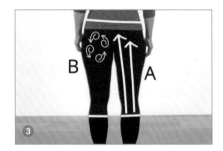

● 示範動作

　　請將大的滾棒置於約在膝蓋下方的位置，並於腿部背側往上進行滾動，之後經過臀部抵達髂骨（腸骨，見圖❸A）。按摩至

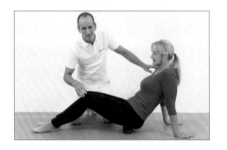

臀部範圍時，您可以將骨盆傾斜，以發揮最大的按摩功效。

請您於臀部範圍也使用大的滾球以螺旋狀進行按摩（圖❸B）。請將大的滾棒置於約在膝蓋下方的位置，並於腿部外側

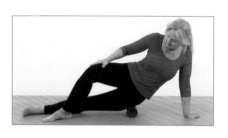

往上進行滾動，之後經過臀部抵達髂骨（見圖❷）。請注意，此部位相當敏感。

若您對於透過體重所產生的負擔無法承受時，請用手輔助並於腿部外側進行滾動按摩。

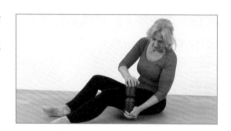

請將大的滾棒置於膝蓋下方的外置，並於腿部前方向上進行滾動按摩至髖關節位置（圖❶A）。

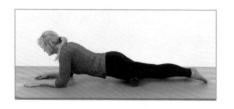

若您對於透過體重所產生的負擔無法承受時，請用手輔助並於腿部前方進行滾動按摩（圖❶A）。

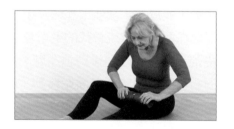

請將大的滾棒置於膝蓋下方，並於腿部內側向上進行滾動按摩至胯下位置。

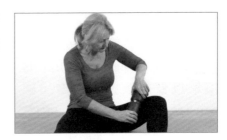

請以雙手抓住小的滾球，並於腹股溝下方針對大腿前側與內側間（圖❶B）的肌肉以螺旋狀進行深部按摩。此與髖關節下方範圍同樣屬於敏感位置。

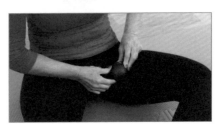

髖關節炎的運動

● 腿部外側伸展

針對此運動，您會需要 1 條運動拉帶，其亦可以透過毛巾或皮帶取代。

第一步

請挺直站立於一張桌子或椅子旁，並以右手扶住。您的左手需緊抓運動拉帶或替代的毛巾及

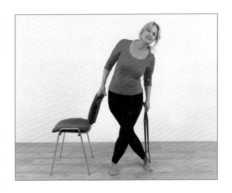

皮帶，並將右腳向後跨越左腳，同時踩住拉帶。請將臀部盡可能地向右移動，並將左肩向左移動，同時將拉帶向下拉。請盡可能地向左或向右轉動臀部進行伸展，而您會在此同時於臀部右方或腿部外側感受到伸展疼痛。

在您逐漸施加力道使身體想要挺直時，請努力透過固定肩膀位置維持住姿勢。為使身體與肩膀位置不產生移動，您可以適當地施加壓力。接著請您逐漸放鬆。

第三步

請您再一次盡可能地將右側臀部向右移動，並將身體往左彎曲。

● 坐骨 90 度伸展

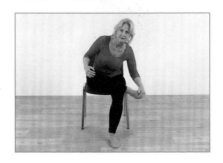 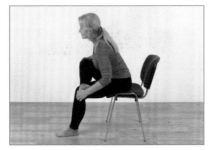

第一步

請您坐在椅子上，並將右腳成 90 度置於左腳上，同時挺直上身，並向前彎曲。在盡可能地向前曲身時，請您只透過髖關節進行彎曲，並使上身與骨盆維持不動。之後您可以試著透過上身單側繼續進行彎曲，以強化伸展作用。在此同時，您可能會於臀部、大腿，或是腹股溝感受到伸展疼痛。

第二步

在逐漸施加壓力於抵住左大腿的右小腿後，請努力維持住姿勢。為使臀部角度不產生移動，您可以適當地施加力道。

第三步

　　請您再一次逐漸將上身與骨盆向前彎曲，或是於單側進行彎曲，但務必要挺直身體。

　　若您對於在椅子上進行此動作沒有問題，接著請您於地上進行此動作的加強版。

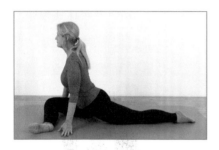
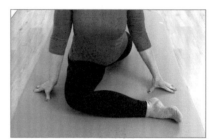

● 改良版坐骨伸展

第一步

　　請您挺胸坐在地上，並將右腳成 90 度置於前方，同時將左腳向外朝後方伸展，盡量使腳背著地。請盡可能地挺直上身，並嘗試將髖骨左側透過坐骨伸展盡可能地往右腳跟靠近。在此同時，您會於右側的臀部、大腿，或是腹股溝，以及左側的腹股溝與大腿感受到伸展疼痛。

第二步

　　在逐漸透過抵住地面的左腳施加壓力於右腳或右小腿至最大值後，請維持住姿勢，並使左膝盡可能地緊貼地面。為使身體姿勢不產生移動，您可以適當地施加力道。

第三步

請您再次盡可能地挺直上身,並將髖骨左側逐漸朝右腳跟靠近。

● 臀部伸展

第一步

請挺胸站立,並將雙腳打開至與臀部同寬、使腳尖向前。接著將右腳向後踩一步,同時將背部挺直,之後使用髖關節令背部盡可能地向後傾斜(而上身與骨盆位置維持不動)。在進行此動作時,您最好能同時將腹股溝往前推。在此同時,您會於腹股溝、大腿上緣,或是髖骨處感受到伸展疼痛。

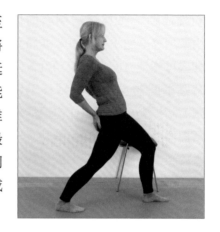

第二步

在您雙腳逐漸伸展至最大程度後,請維持住姿勢。為使臀部位置不產生移動,您可以適當地施加力道。

第三步

請您再次盡可能將骨盆與上背向後傾斜,並努力維持挺胸姿勢。

● 腿部向外伸展

第一步

　　請挺胸站立於一張桌子前，並將雙腳打開與臀部同寬，使腳尖朝前。接著逐漸將腳尖與腳跟向外移動，使其達到伸展的作用。請務必將上身打直，並將雙腳盡可能地打開至最大角度，同時逐漸將體重自腳尖轉移至腳跟。請抓緊桌子，以使自己能夠掌握伸展的程度。在此同時，您會於膝蓋內側、大腿，或是臀部感受到伸展疼痛。

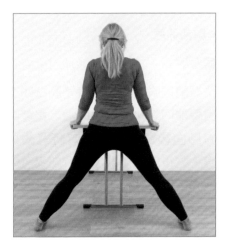

第二步

　　在逐漸施加力道於腿部至最大程度後，即使您想將雙腳合起來，也請努力維持住姿勢。為使臀部位置不產生移動，您可以適當地施加力道。

第三步

　　請再一次盡可能地逐漸將雙腳打開，並確保上身挺直。

● 透過小角度膝蓋彎曲伸展後腿

　　於此部位進行運動，您將會需要運動拉帶，或可以毛巾或皮帶代替。

　　請您挺胸坐在地上，並將雙腿打直。請輕微彎曲右膝，並將運動拉帶或替代品置於蹠趾關節（前足底）位置，接著盡可能地將上身逐漸向前拉。請盡可能地使背部或胸椎挺直。在此同時，您會於坐骨、下背、臀部，或是腹股溝感受到伸展疼痛。

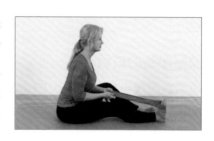

第二步

　　在您逐漸施加力道至最大程度後，若身體想向後歸位，也請您努力維持姿勢。為使上背姿勢不產生移動，您可以適當地於背部肌肉施加力道。接著請您慢慢放鬆。

第三步

　　請您再一次盡可能地於臀部進行彎曲，並務必保持挺胸姿勢。

▶ 膝關節炎

膝關節炎的成因

這同樣也是關於坐、跑、站的問題。當我們坐著時，大腿後側與小腿肚的肌肉會緊縮；當我們跑或站著的時候，膝蓋周圍的伸肌與大腿前方的股四頭肌會緊縮，後者會將小腿向前拉扯，以抵住大腿，而伸肌會於後方負責同樣的工作。至於小腿肚肌肉則會將大腿向下拉扯，以抵著小腿。請記住，這樣一個正常的運作模式需要透過肌肉產生高度緊繃才能進行，而其可能會導致筋膜沾黏，並對關節有相當不良的影響。因為它會危害到的不只有關節的軟骨，還有半月板。此疼痛一如以往地會因肌肉與筋膜的高度緊繃而產生，唯一的解決方式是使其正常化。

伴隨而來的疼痛與感覺異常問題

疼痛可能會出現在膝蓋骨周圍、大腿骨與膝蓋骨間、膝蓋內及外側，或是膕窩（膝蓋後側的凹陷處）中，亦可能伴隨產生貝克氏水囊腫。貝克氏水囊腫是一種相當正常的生物反應，膕窩的筋膜會因久坐而產生沾黏與肥大，使結締組織無法運輸關節液，進而造成其堆積與囊腫。

若您實在沒有時間針對此關節炎問題進行完整的運動與滾動式筋膜按摩，可選擇僅於患部進行。當然，雙邊且完整的運動對於您身體的整體狀態與關節炎防範都能有更好的效果。

滾動式筋膜按摩

於此部位進行滾動式筋膜按摩，您將會需要：小的滾球、大的滾棒。

❶ **按摩大腿**

請於此部位使用大的滾棒及小的滾球。

❷ **按摩腿部後側及膕窩**

請於此部位使用大的滾棒。

❸ **按摩大腿外側及髂骨**

請於此部位使用大的滾棒。

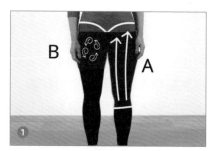

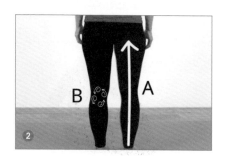

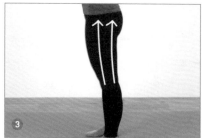

● 示範動作

請將大的滾棒置於跟腱前端，以達到深層按摩的徹底功效。接著自腳跟進行滾動按摩經過小腿肚、膕窩、大腿後側，再經過坐骨抵達臀肌（圖❷A）。

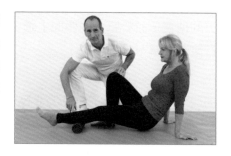

請將小的滾球擺在膕窩下方位置，並以螺旋狀進行滾動按摩（圖❷B）。

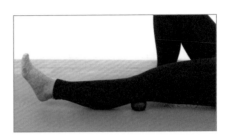

請將大的滾棒放在約膝蓋下方的位置，並於腿部前方向上進行滾動按摩至髖骨處（圖❶A）。

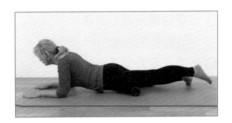

若透過體重施力對您來說太困難，也可以用雙手抓住大的滾棒於腿部前方進行按摩。

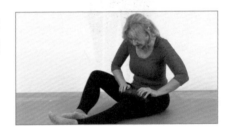

請將大的滾棒放在約膝蓋下方的位置，並於腿部內側向上進行滾動按摩至胯下位置。

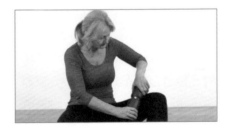

請以雙手抓住小的滾球，並於腹股溝下方針對大腿前側與內側間（圖❶B）的肌肉以螺旋狀進行深部按摩。此與髖關節下方範圍同樣屬於敏感位置。

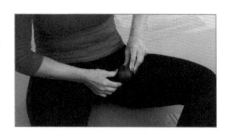

請將大的滾棒置於腿部外側，膝蓋下方的位置，並向上進行滾動按摩，經過臀部至髂骨（圖❸）邊緣。注意，這個部位相當敏感，也因此能產生顯著的效果。若以體重進行施力對您來說有困難，也可以用雙手抓住大的滾棒於腿部外側進行按摩。

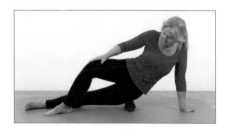

膝關節炎的運動

● 大腿向前伸展

於此部位進行滾動式筋膜按摩，您將會需要：運動拉帶，或可以用毛巾與皮帶取代。

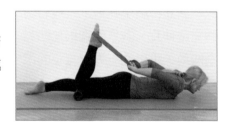

第一步

請以腹部觸地趴在地板上，並於右膝下方放置大的滾棒或厚度適中的書本。請彎曲右腳，並以拉帶（或毛巾與皮帶）拉住腳背。請將您的腹股溝緊貼地面，同時將右腳盡可能地往臀部方向拉動。

在此同時，您可能會於大腿、膝蓋，或是背部感受到伸展疼痛。

第二步

在您逐漸施加壓力於腳部至最大程度後，若想將腳伸直，也請您要努力維持姿勢。為使膝蓋位置不產生移動，您可以適當地施加壓力。

第三步

請您再一次以腹部觸地，並將腳部盡可能地往臀部拉動，同時使腹股溝緊貼地面。

● 腳部向後伸展

於此部位進行滾動式筋膜按摩，您將會需要：運動拉帶，或可以用毛巾與皮帶取代。

第一步

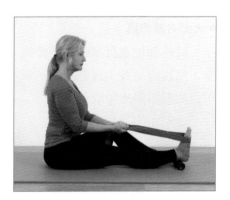

請您挺胸坐在地上，並將右膝完全伸直。若您的腳跟無法完全觸地，可以在下方放置小的滾棒或書本。請用運動拉帶（或毛巾與皮帶）勾住右腳的蹠趾關節處，接著將其往身體方向拉。若執行正確，您會於小腿肚感受到伸展疼痛。請您挺直上身，並逐漸向前彎曲，同時使胸椎盡可能地維持一直線。在此同時，您可能會於膕窩、臀部，或腹股溝感受到伸展疼痛。

第二步

在您逐漸施力至最大程度後,即使想將前足伸直、想將身體向後放鬆,也請您要以拉帶將身體維持在固定姿勢。為使上身位置不產生移動,您可以透過背部肌肉適當地施力。接著請您慢慢放鬆。

第三步

請您再一次透過拉帶將前足往身體拉,並盡可能地透過臀部將上身向前彎,同時挺直背部。

● 小腿肚伸展

第一步

請您挺胸站在牆壁前,並將雙腳打開與臀部同寬,使腳尖朝前。將右腳往後踏一步半的距離,使膝蓋可以完全伸直。注意,請務必使右腳完全打直,並朝向牆壁,不可外斜。接著請彎曲左膝,並盡可能地持續往前,同時使右腳跟緊貼地面。請在期間將右膝完全打直,而您會同時於小腿肚上方至膕窩間感受到伸展疼痛。

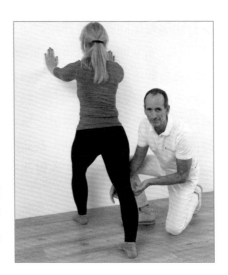

第二步

　　在您逐漸於右足抵住地面施加壓力至最大程度後，請維持住姿勢。為使腳跟持續緊貼地面，您可以適當地施加力道。接著請您慢慢放鬆。

第三步

　　請您再一次盡可能地彎曲左膝，並使腳跟緊貼地面。

● 膝蓋伸展

第一步

　　請挺胸站在牆壁前面，並將雙腳打開與臀部同寬。將腳趾朝前，並將右膝完全伸直。請將左腳從前方跨過右腳，同時將身體慢慢向右伸展。將上身盡可能地向右伸展，並持續 30 秒。上身請盡可能地維持挺直，且右腳維持不動。在此同時，您會於膝蓋、大腿，或臀部感受到伸展疼痛。

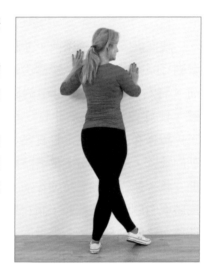

請您將左腳收回,並接著向左
轉動,此時的身體也要跟著轉動。
請將上身盡可能地向左伸展,並持
續 30 秒。上身請盡可能地維持挺
直,而右腳需完全伸直,且固定不
動。在此同時,您會於膝蓋、大
腿,或是臀部感受到伸展疼痛。

第三步

請再重複第一步與第二步兩次。

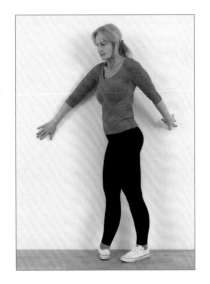

▶ 足踝關節炎

足踝關節炎的成因

提到足踝關節炎，我們就必須想到它的活動角度。因為它靈活的活動角度，我們才能在不平坦的地面上行走。只是，我們日常生活中不管站、走、跑，幾乎都是在平坦的地面上進行。就算我們行走在上坡或下坡，也都幾乎是在鋪平的馬路上。如此一來，其中的壓力就會增加，進而導致跟腱的發炎，並於足踝關節產生疼痛。

此一部分的關節平面會因頻繁地使用而受到過度壓迫，而其他部分的關節部位會因缺乏使用而養分吸收不足。所以之後踩踏在凹凸表面上就會對韌帶產生過度拉展的效果，進而產生撕裂傷。這種傷害會因為肌肉的控制能力不足與軟骨所承受的壓力而逐漸惡化。

伴隨而來的疼痛與感覺異常問題

這種疼痛往往圍繞在足踝關節周圍或關節裡頭，若跟腱受到傷害或有輕微的撕裂傷，也都有可能產生疼痛。

若您實在沒有時間針對此關節炎問題進行完整的運動與滾動式筋膜按摩，可選擇僅於患部進行。當然，雙邊且完整的運動對於您身體的整體狀態與關節炎防範都能有更好的效果。

滾動式筋膜按摩

於此部位進行滾動式筋膜按摩，您將會需要：小的滾球、大的滾棒。

❶ 按摩腳跟至膕窩

　　請於此部位使用大的滾棒。

❷ 按摩腳背至膝蓋

　　請於此部位使用大的滾棒。

❸ 按摩腳背、腳踝、腳板

　　請於此部位使用小的滾球。

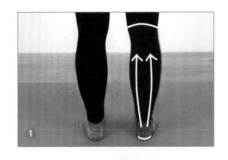

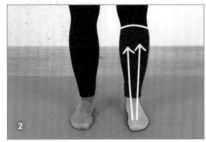

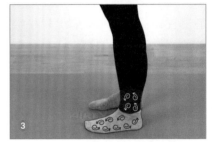

● 示範動作

　　請將大的滾棒置於跟腱上緣，以達到深層按摩的功效，並從腳跟進行滾動按摩，經過小腿肚、膕窩，最後抵達大腿下緣（圖❷）。

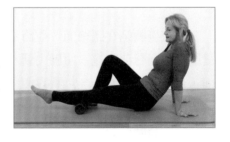

　　請以雙手抓住大的滾棒，並自腳背進行滾動按摩，經過腳踝、脛骨，最後抵達膝蓋骨（圖❷）。注意，敏感的脛骨請以滾棒凹陷處進行按摩。

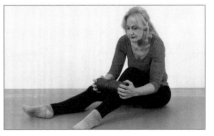

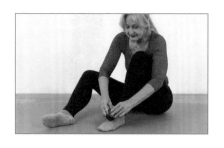

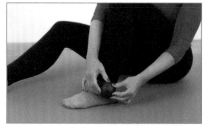

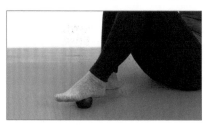

請以雙手抓住小的滾球，並於腳背與腳踝處（圖❸）以小幅度的螺旋狀進行按摩。

請將小的滾球置於腳板下，並以小幅度的螺旋狀進行按摩。

足踝關節炎的運動

● 小腿肚筆直伸展

第一步

請您挺胸站在牆壁前，並將雙腳打開與臀部同寬，使腳尖朝前。將右腳往後踏一步半的距離，使膝蓋可以完全伸直。請特別注意，右腳須完全打直，並朝向牆壁，不可外斜。接著請彎曲左膝，並盡可能地持續往前，同時使右腳跟緊貼地面。請在期間將右膝完全打直，而您會同時於小腿肚上方至膕窩間感受到伸展疼痛。

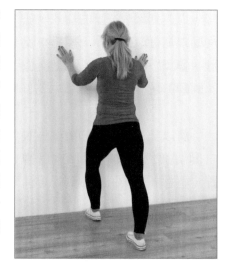

第二步

在您逐漸於右足抵住地面施加壓力至最大程度後，請維持住姿勢。為使腳跟持續緊貼地面，您可以適當地施加力道。接著請您慢慢放鬆。

第三步

請您再一次盡可能地彎曲左膝，並使腳跟緊貼地面。

● 小腿肚彎曲伸展

第一步

請您挺胸站在牆壁前，並將雙腳打開與臀部同寬，使腳尖朝前。將右腳往後踏一步的距離，使膝蓋稍微彎曲。請特別注意，右腳須完全朝向牆壁，不可外斜，且右大腿與上身需呈現直線。接著請彎曲左膝，以加強右腳踝的伸展。在此同時，您會於跟腱或腳踝感受到伸展疼痛。

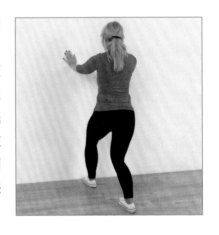

第二步

在逐漸於前足抵住地面施加壓力至最大程度後，請維持住姿勢。為使腳跟能夠緊貼地面，您可以適當地施加力道。接著請您逐漸放鬆。

第三步

　　請您再一次於右腳踝逐漸增加伸展強度，並使腳跟緊貼地面。

● 足部伸展

第一步

　　請您挺胸坐在椅子上，並將右腳彎曲擺在左腳上。請盡可能地拉展前足，並逐漸使其朝下。請注意，足部會帶動小腿逐漸朝下。在此同時，您會於腳背、腳踝，或脛骨感受到伸展疼痛。

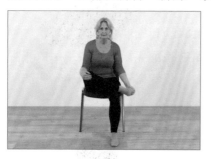 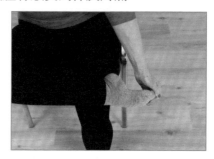

第二步

　　當右腳想要抬起時，請維持住腿部姿勢。然後您可以適當地施加力道使腳踝位置不產生移動。

第三步

　　請您再一次將足部逐漸向下伸展。

● 改良版足部伸展

　　您也可以透過此運動同時伸展兩腳的踝關節。此版本尤其適合手臂與手腕力氣不夠的人。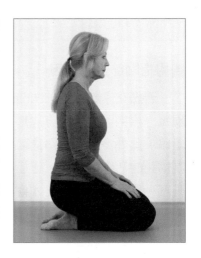

第一步

　　請以雙膝跪地、以雙手觸地，並使腳背緊貼地面，之後將臀部逐漸下沉。您會在此同時於腳背、腳踝，或脛骨感受到伸展疼痛。圖中所示為您最後應達到的姿勢。

第二步

　　在您逐漸於腳背抵住地面施加壓力至最大程度後，請維持住姿勢。為使足部關節位置不產生變動，您可以適當地施加壓力，但透過身體的重量往往便能達到目的。

第三步

　　請您再一次逐漸將臀部盡可能地下沉。

▶ 腳姆指關節炎

腳姆指關節炎的成因

若您在赤腳行走於凹凸表面或沙地時觀察自己的腳趾，便會發現每一根指頭的活動方式都不同。然而，我們幾乎只會在家中赤腳走路，此外多會將腳塞進鞋子裡，這或多或少（應該只有多）會限制腳趾的活動。然而，這並不是我們腳趾天生設計的模式，所以足外翻、扇形足及扁平足才會如此常見；所以才會有足部疼痛；所以才會有關節炎，且好發於腳姆指關節。如同先前所說的，要擺脫疼痛，最重要的便是將肌肉與筋膜緊繃程度正常化。如此一來，便能終止關節炎，並促使軟骨再生。

伴隨而來的疼痛與感覺異常問題

疼痛可能會直接產生於腳姆指或整個足部，最嚴重還可能導致永遠無法行走，因為多數的行走活動都需倚靠腳拇指的抓地功能。

滾動式筋膜按摩

於此部位進行滾動式筋膜按摩，您將會需要：小的滾球、小的滾棒、大的滾棒。

可選擇僅於患部進行。當然，雙邊且完整的運動對於您身體的整體狀態與關節炎防範都能有更好的效果。

❶ 按摩腳底及小腿

　　請於此部位使用小的滾棒、大的滾球、小的滾球。

❷ 按摩腳趾到膝蓋

　　請於此部位使用大的滾棒、小的滾球。

❸ 按摩腳背

　　請於此部位使用小的滾球。

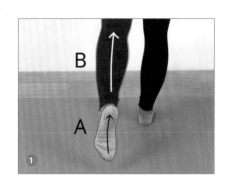

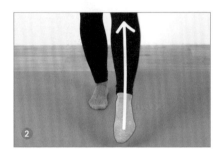

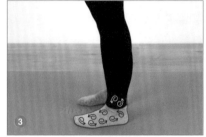

● 示範動作

　　請以腳底踩住小的滾球，並以螺旋狀進行小幅度的滾動（圖❶A）。

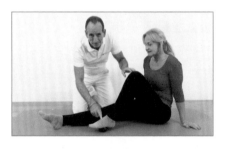

　　請以雙手抓住小的滾球，並以凹凸表面徹底地於腳底板進行滾動按摩，尤其是近拇指內側的範圍。

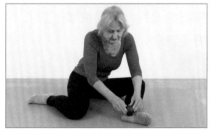

請以腳底踩住小的滾棒，並自拇指處開始進行滾動按摩，經過腳底板至腳跟。請透過膝蓋將腿部往內收，以增強按摩的敏感度（圖❶A）。

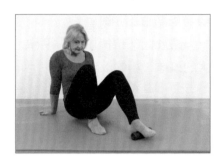

請以雙手抓住小的滾球，並滾動於整個腳背（圖❸），同時加強於拇指關節部位。

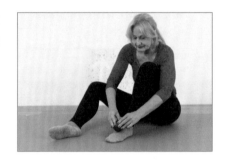

請以腳跟踩住大的滾棒，使其在滾動時能夠作用於跟腱，最後抵達膕窩（圖❶B）。

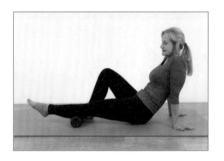

請以雙手抓住大的滾棒，並自拇指處進行滾動按摩至膝蓋下方（圖❷）。

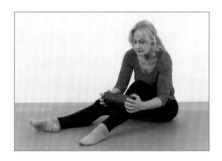

腳姆指關節炎的運動

　　若您的關節炎問題發生於其他腳趾，請將此運動施作於其他腳趾。

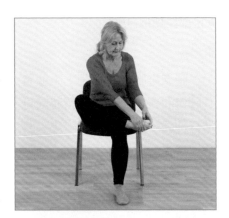

● 足部與指頭彎曲

第一步

　　請您挺胸坐在椅子上，並將右腳彎曲置於左腳上。請將前足進行伸展，並同時以另一隻手將腳拇指盡可能地向後彎曲。請注意，足部與小腿需呈一直線。在此同時，您會於腳背或腳拇指感受到伸展疼痛。

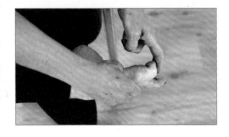

第二步

　　在逐漸施加力道至最大程度後，若您想將右腳抬起或拇指伸直，也請您要盡力維持足部與指頭位置。為使足部於指頭角度不產生移動，您可以適當地施加力道。

第三步

　　請您再一次盡可能地向後彎曲足部與指頭，以進行伸展。

● 足部與腳指伸展

第一步

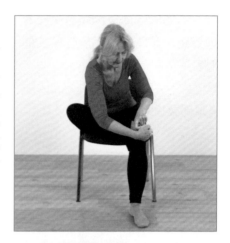

請您挺胸坐在椅子上，並將右腳彎曲置於左腳上。請將前足進行伸展，並同時以另一隻手將腳拇指盡可能地向後彎曲。請注意，足部與小腿需呈一直線。在此同時，您會於腳拇指感受到伸展疼痛。

第二步

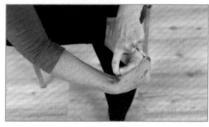

在逐漸施加力道至最大程度後，將右腳掌下壓，同時彎曲大拇指，也請您要盡力維持足部與指頭位置。

第三步

請您再一次盡可能地向後彎曲足部與指頭，以進行伸展。

● 小腿肚與腳拇指拉展

第一步

請挺胸站立於牆壁前，並將雙腳打開與臀部同寬，使腳趾朝前。請將右腳向後踩約一步半的距離，並將小的滾輪或一本書置於大拇指下方。請將右膝完全伸直，同時使右腳筆直朝向牆壁，不可歪斜。接著請盡可能地持續彎曲左膝，同時使右腳跟緊貼地面。您

的右膝需完全伸直，且持續維持。在此同時，您會於大拇指或小腿肚至膕窩間感受到伸展疼痛。

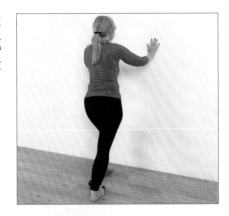

第二步

在您逐漸於右腳前足與大拇指抵住地面與滾輪施加壓力至最大程度後，請維持住此姿勢。為使腳跟緊貼地面，您可以適當地施加壓力。接著請您逐漸放鬆。

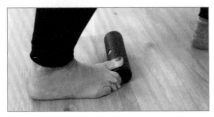

第三步

請您再一次盡可能地彎曲左膝，同時使腳跟緊貼地面。

● 腳踝伸展與拇指彎曲

第一步

請以雙膝跪地、以雙手觸地，並使腳背緊貼地面，之後將臀部逐漸下沉。請抓住您的腳拇指，並盡可能地使其彎曲伸展。在此同時，您會於腳背、腳踝及腳拇指感受到伸展疼痛。圖中所

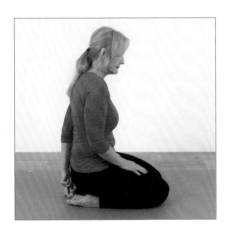

示為您最後應達到的姿勢。

第二步

　　在您逐漸於右前足與腳趾抵住地面施加壓力至最大程度後，請維持住足部與腳趾姿勢。為使足部與腳趾關節位置不產生變動，您可以適當地施加壓力。

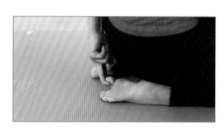

第三步

　　請您再一次逐漸將臀部下沉，並盡可能地使腳趾進行彎曲伸展。

治療關節炎的 12 大原則

1. 關節軟骨會透過關節活動的擠壓與壓力釋放獲得營養，同時排出舊的廢物、吸入新的養分。

2. 依據人們當今的生活型態來看，可活動的關節角度只運用了 5%～10%，使部分的骨頭因沒有受到擠壓而缺乏養分。

3. 關節活動缺乏活動與長期肌肉緊縮會導致肌肉過度緊繃及筋膜沾黏。

4. 肌肉與筋膜的反抗阻力會於軟骨造成壓力，並使其產生嚴重摩擦。

5. 當身體偵測到摩擦程度越來越嚴重，且超過自我修復程度時，會自腦部產生疼痛警訊，以阻止您繼續活動，造成情況惡化。

6. 疼痛警訊會使活動角度進一步受到限縮，並使活動範圍縮小、使軟骨營養不足面積擴大。

7. 關節軟骨會因此遭受非生理的磨損而逐漸受到損害。

8. 壓力使修復軟骨磨損的幹細胞成效受到抵免，無法發揮正常作用。

9. 這個惡性循環會嚴重地傷害關節，並伴隨著持續性的疼痛，唯有受利伯沙與布拉赫特培訓的疼痛治療師能協助您進行改善。

10. 解決肌肉過度緊繃與筋膜沾黏問題，即能夠降低施加於關節軟骨的壓力，使疼痛程度獲得減緩。

11. 關節活動讓角度大大地增加，使幹細胞能夠再度投入修復工作，而軟骨也能再度獲得養分，使軟骨再生工作恢復進行。

12. 若軟骨磨損問題尚不嚴重，其於 6 至 18 個月內能夠完成自我修復，前提是要持續地進行訓練與運動，使養分吸收作用獲得改善，如同書中所述。

誠心感謝

由於協助過我們的人非常多，恕無法在這裡一一唱名，但若沒有他們，就沒有這本書。此外，我們還要感謝我們所有的患者，以及所有利伯沙與布拉赫特運動、疼痛培訓課程、筋膜瑜伽訓練的參與者。

感謝我們治療師網絡中的所有夥伴、用心投入的講師們、各領域的服務人員，以及位於德國洪堡溫泉鎮的利伯沙與布拉赫特中心工作同仁，有他們才能使我們能夠堅持下去，並將想法付諸實現。少了他們的共同努力，以及對疼痛、健康、運動議題的知識與付出，我們便無法堅持下去。

感謝所有針對筋膜、腦部、幹細胞領域研究人員的堅持，透過他們的知識，我們才能對自己的研究有更近一步的了解。

感謝我們的兒子朱利安、羅蘭的母親露特、親朋好友們，以及所有給予回饋意見的運動參與者，讓我們能夠在內容上持續改進。

感謝出版社負責人艾倫斯皮先生的信任與同時在第 3 本書上的密切合作，也感謝史黛絲樂女士親切與細心的協助，還要感謝負責校稿的嘉麗西—貝爾茲女士使內容更精準與精簡。

尤其要感謝我們的兒子勞爾，他同時也是利伯沙與布拉赫特的事業負責人，感謝他付出自己寶貴的青春以支持我們的行動，若少了他與他的朋友彼得・霍恩德洛普的協助與支持，我們便無法成功。

最後要感謝上天，因為沒有上天的支持，就沒有今天的我們。

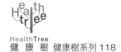

HealthTree
健 康 樹 健康樹系列 118

修復關節炎 **28** 天計畫

Die Arthrose-Lüge: Warum die meisten Menschen völlig umsonst leiden - und was Sie dagegen tun können

作　　　者	佩特拉‧布拉赫特醫學博士（Dr. med. Petra Bracht） 羅蘭‧利伯沙－布拉赫特（Roland Liebscher-Bracht）
譯　　　者	趙崇任
總 編 輯	何玉美
主　　　編	紀欣怡
責 任 編 輯	林冠妤
美 術 設 計	張天薪
內 文 排 版	菩薩蠻數位文化有限公司

出 版 發 行	采實文化事業股份有限公司
行 銷 企 劃	陳佩宜‧黃于庭‧馮羿勳
業 務 發 行	盧金城‧張世明‧林坤蓉‧林踏欣‧王貞玉
會 計 行 政	王雅蕙‧李韶婉
法 律 顧 問	第一國際法律事務所　余淑杏律師
電 子 信 箱	acme@acmebook.com.tw
采 實 官 網	www.acmebook.com.tw
采實文化粉絲團	http://www.facebook.com/acmebook

I S B N	978-957-8950-68-9
定　　　價	380 元
初 版 一 刷	2018 年 11 月
劃 撥 帳 號	50148859
劃 撥 戶 名	采實文化事業股份有限公司
	104 臺北市中山區建國北路二段 92 號 9 樓
	電話：(02)2518-5198
	傳真：(02)2518-2098

國家圖書館出版品預行編目資料

修復關節炎 28 天計畫 / 佩特拉.布拉赫特（Petra Bracht），羅蘭.利伯沙 - 布拉赫特 (Roland Liebscher-Bracht) 著；趙崇任譯 . -- 初版 . -- 臺北市 : 采實文化 , 2018.11
　　面；　公分 . -- (健康樹系列 ; 118)
譯自 : Die Arthrose-Lüge : Warum die meisten Menschen völlig umsonst leiden - und was Sie dagegen tun können
ISBN 978-957-8950-68-9（平裝）
1. 關節炎　2. 健康法
416.6　　　　　　　　　　　　　　　　107016696

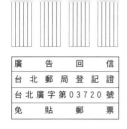

采實文化事業股份有限公司

10479台北市中山區建國北路二段92號9樓

采實文化讀者服務部　收

讀者服務專線：（02）2518-5198

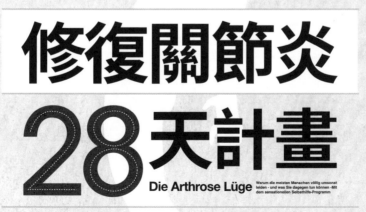

修復關節炎
28天計畫
Die Arthrose Lüge
Warum die meisten Menschen völlig umsonst
leiden - und was Sie dagegen tun können -Mit
dem sensationellen Selbsthilfe-Programm

佩特拉‧布拉赫特醫學博士Dr. med. Petra Bracht
羅蘭‧利伯沙布拉赫特Roland Liebscher-Bracht 著
趙崇任 譯

Health Tree 健康樹 **系列**專用回函

系列：健康樹系列118

書名：修復關節炎28天計畫

讀者資料（本資料只供出版社內部建檔及寄送必要書訊使用）：

1. 姓名：

2. 性別：□男　□女

3. 出生年月日：民國　　　年　　　月　　　日（年齡：　　　歲）

4. 教育程度：□大學以上　□大學　□專科　□高中（職）　□國中　□國小以下（含國小）

5. 聯絡地址：

6. 聯絡電話：

7. 電子郵件信箱：

8. 是否願意收到出版物相關資料：□願意　□不願意

購書資訊：

1. 您在哪裡購買本書？□金石堂（含金石堂網路書店）　□誠品　□何嘉仁　□博客來
　　□墊腳石　□其他：＿＿＿＿＿＿＿＿＿＿＿＿＿＿＿（請寫書店名稱）

2. 購買本書的日期是？＿＿＿＿年＿＿＿＿月＿＿＿＿日

3. 您從哪裡得到這本書的相關訊息？□報紙廣告　□雜誌　□電視　□廣播　□親朋好友告知
　　□逛書店看到　□別人送的　□網路上看到

4. 什麼原因讓你購買本書？□對主題感興趣　□被書名吸引才買的　□封面吸引人
　　□內容好，想買回去試看看　□其他：＿＿＿＿＿＿＿＿＿＿＿＿＿＿＿＿＿＿＿（請寫原因）

5. 看過本書以後，您覺得本書的內容：□很好　□普通　□差強人意　□應再加強　□不夠充實

6. 對這本書的整體包裝設計，您覺得：□都很好　□封面吸引人，但內頁編排有待加強
　　□封面不夠吸引人，內頁編排很棒　□封面和內頁編排都有待加強　□封面和內頁編排都很差

寫下您對本書及出版社的建議：

1. 您最喜歡本書的哪一個特點？□健康養生　□包裝設計　□內容充實

2. 您最喜歡本書中的哪一個章節？原因是？
＿＿
＿＿

3. 您最想知道哪些關於健康、生活方面的資訊？
＿＿
＿＿

4. 未來您希望我們出版哪一類型的書籍？
＿＿
＿＿